大腸がん検診と大腸内視鏡スクリーニング

間部 克裕
まべ五稜郭消化器・内視鏡クリニック院長

編集　松田 一夫
福井県健康管理協会がん検診事業部長

松田 尚久
東邦大学医学部内科学講座消化器内科学分野教授

確実な
大腸がん
死亡率減少
をめざして

文光堂

執筆者一覧

●編集

間部　克裕	まべ五稜郭消化器・内視鏡クリニック　院長
松田　一夫	公益財団法人福井県健康管理協会　がん検診事業部長
松田　尚久	東邦大学医学部内科学講座消化器内科学分野（大森）教授

●執筆 (執筆順)

間部　克裕	まべ五稜郭消化器・内視鏡クリニック　院長
松田　一夫	公益財団法人福井県健康管理協会　がん検診事業部長
松田　尚久	東邦大学医学部内科学講座消化器内科学分野（大森）教授
関口　正宇	国立がん研究センター中央病院内視鏡科・検診センター　医長
高丸　博之	国立がん研究センター中央病院内視鏡科
永田　浩一	永田胃腸・消化器医院　院長，福島県立医科大学消化器内科学講座　特任教授
遠藤　俊吾	福島県立医科大学会津医療センター大腸肛門外科　教授
大平　弘正	福島県立医科大学消化器内科学講座　主任教授
大宮　直木	藤田医科大学医学部先端光学診療学講座　教授
大森　崇史	藤田医科大学岡崎医療センター消化器内科　講師
西田　　睦	北海道大学病院経営戦略部　准教授・病院長補佐
池松　弘朗	東京大学医科学研究所附属病院消化器内科　教授
堀田　欣一	静岡県立静岡がんセンター内視鏡科　部長代理
藤井　隆広	藤井隆広クリニック　院長
野崎　良一	のざき消化器 IBD クリニック　院長
瀧上　隆夫	チクバ外科・胃腸科・肛門科病院　名誉院長・内視鏡センター長
桂田　武彦	北海道大学病院消化器内科 IBD グループ　助教
前本　篤男	札幌東徳洲会病院 IBD センター　副院長・IBD センター長
青木　敬則	交雄会新さっぽろ病院消化器内科・内視鏡内科　主任医長
三井　慎也	交雄会新さっぽろ病院　理事長
竹内　洋司	群馬大学医学部附属病院光学医療診療部　診療教授
尾田　　恭	尾田胃腸内科・内科　院長
石坂　繁和	尾田胃腸内科・内科

序　文

　2015年3月28日，松山市で行われた愛媛県消化器がん検診従事者研修会で胃がん検診についての講演の機会を頂いた．その際，松田一夫先生が，「大腸がんから身を守るために予防と検診に求められるもの～大腸がんで命を落とすのは日本人だけ～」と題して講演され，「日本は大腸がん検診の導入にもかかわらず年齢調整死亡率は諸外国ほど低下しておらず，人口が約3倍多い米国よりも大腸癌死亡数が多い」との内容は，まさに衝撃の事実であった．

　それまで胃癌死撲滅を目指して *H. pylori* 除菌による一次予防と内視鏡検査，胃がん検診による二次予防の普及に取り組んできた私は，この出会いにより大腸癌死撲滅も目指した大腸がん検診と大腸内視鏡検査による二次検査の普及に取り組むことになった．

　そして大学の1つ先輩でもある松田尚久先生が取り組んでこられた新島研究，大島研究，そして最終的にまとめられた Japan Polyp Study は，大腸内視鏡スクリーニング検査と大腸ポリープ切除による大腸癌一次，二次予防の可能性を改めて考えるきっかけとなった．

　本書は，私にとって大腸がん検診，大腸癌予防の師である松田一夫先生，松田尚久先生に，大腸がん検診と大腸内視鏡スクリーニングについての本を作りたい，と相談したことから始まった．本書は大腸がん検診と内視鏡検査に関わる全ての人を対象とし，日本は内視鏡機器，内視鏡技術は世界トップレベルであるにもかかわらず，米国を上回る大腸癌死亡数であり，先進国で最低の75歳未満年齢調整死亡率である現実を伝え，それはなぜなのか，今後どうするべきかについて，わかりやすく講演を聴講するように気軽に読める本にすることが早い段階で決定した．また，患者や医療従事者からよく聞かれるような質問もとり上げた Q&A のコーナーも設けた．

　2022年10月に発刊した，『リスク層別化に基づく上部消化管内視鏡スクリーニング』でお世話になった文光堂の黒添勢津子氏には，企画段階からさまざまなサポート，助言を頂きました．そして，大腸がん検診，大腸内視鏡，炎症性腸疾患等の分野で尊敬する多くの先生にご執筆頂きました．

　この本の作成に携わって頂いた全ての方々に，心よりお礼申し上げます．本書を手にとって頂いた皆様の日々の大腸がん検診，大腸内視鏡スクリーニングのお役に立てれば幸いです．そして，日本でも確実な大腸癌死亡率減少効果が出ることに役立てれば望外の喜びです．

2024年10月
編者を代表して
間部　克裕

目次

第1章 はじめに－消化管癌でこんなに死亡？
消化管癌は予防の時代！ （間部克裕） 1

第2章 大腸癌の疫学 （間部克裕，松田一夫） 7

第3章 大腸癌もリスク層別化が可能である （松田尚久，関口正宇） 11

第4章 便潜血検査（FIT）の全て （松田一夫） 19

第5章 便潜血検査以外の大腸がん検診 （松田尚久，高丸博之） 29

第6章 大腸がん検診（便潜血検査）の二次検査
  1 大腸内視鏡検査 （松田尚久，関口正宇） 35
  2 大腸CT検査（CT colonography） （永田浩一，遠藤俊吾，大平弘正） 44
  3 大腸カプセル内視鏡 （大宮直木，大森崇史） 50

第7章 大腸内視鏡検診－実現のために
  1 総論 （間部克裕） 61
  2 各論 （関口正宇，松田尚久） 66

第8章 安全で苦痛が少ない大腸内視鏡検査
  1 対象と前処置 （間部克裕） 77
  2 大腸内視鏡挿入，観察方法 （池松弘朗） 81
  3 安全で苦痛が少ない大腸内視鏡に必要な
     周辺機器（機器，CO_2，他），薬剤 （堀田欣一，間部克裕） 89

第9章 大腸内視鏡検査でみつかる所見の診断と対応

1. 腫瘍性病変の診断 ………………………………………（堀田欣一，間部克裕） 99
2. 肛門疾患 ……………………………………………………………（瀧上隆夫） 115
3. 炎症性腸疾患（IBD）
   - A. 総論 ………………………………………………（桂田武彦，間部克裕） 125
   - B. 各論－潰瘍性大腸炎，クローン病 ………………………（前本篤男） 128

第10章 大腸内視鏡－外来で可能な治療法－　コールド・ポリペクトミー，underwater EMR，EMR
　　　　　　　　　　　　　　　　　　　　　　　　　　　　　　（竹内洋司） 139

Column

- 大腸腫瘍，炎症性腸疾患と腹部エコー
  －実は役立つ腸管エコー"GIUS（ジウス）"－ ………………（西田　睦） 56
- 軸保持短縮法による挿入法と内視鏡機種選択 ………………（藤井隆広） 93
- 内視鏡挿入形状観測装置（UPD）の有用性 …………………（野崎良一） 96
- 肛門から大腸まで～検査の今昔～ ……………………………（瀧上隆夫） 122
- 大腸内視鏡検査・治療における先端フードの有用性 ……（青木敬則，三井慎也） 136
- 当院におけるスクリーニング大腸内視鏡検査における鎮静，鎮痛の紹介
  ………………………………………………………（尾田　恭，石坂繁和） 150

索　引 ……………………… 156

▶Web動画一覧

❶ S-top を意識した軸保持短縮法──佐野ライブ── ……………（藤井隆広） 95
❷ UPD と腹部用手圧迫を用いた大腸内視鏡挿入 …………………（野崎良一） 97
❸ モールキャップを用いて大腸内視鏡挿入・観察を行った症例
　………………………………………………………………（青木敬則，三井慎也） 138
❹ EMR の実際 ……………………………………………………（竹内洋司） 142
❺ 外来での cold snare polypectomy（CSP），underwater EMR（UEMR）の実際
　………………………………………………………………………（竹内洋司） 142

Q&A Contents

Q1 大腸がん検診で大腸癌が発見されたら怖いので，受けなくてもよいですか？
　　　　　　　　　　　　　　　　　　　　　　　　　　　　　　　　　　　（間部克裕）　5

Q2 父が大腸癌．自分も心配ですが，どの検査を何歳ごろに受けるとよいですか？
　　　　　　　　　　　　　　　　　　　　　　　　　　　　　　　　　　　（間部克裕）　16

Q3 大腸内視鏡検査前に事前に確認すべき問診内容は？　　　　　　　　　　　（間部克裕）　18

Q4 便潜血検査が2回のうち1回のみ陽性なら問題ありませんか？　　　　　　（松田一夫）　26

Q5 便潜血陽性のため再度便潜血検査を行ったところ陰性でした．
安心してもよいでしょうか？　　　　　　　　　　　　　　　　　　　　　（松田一夫）　27

Q6 便潜血が陽性となりましたが，昨年も陽性だったため大腸内視鏡検査を受けて
問題なしでした．再度内視鏡検査を受けなくても問題ないでしょうか？　　（松田一夫）　27

Q7 便潜血検査陽性の結果が送られてきました．どこに行ってどうすればよいですか？
　　　　　　　　　　　　　　　　　　　　　　　　　　　　　　　　　　　（松田一夫）　28

Q8 大腸ポリープがあった場合，大腸内視鏡は毎年しなければならないでしょうか？
　　　　　　　　　　　　　　　　　　　　　　　　　　　　　　　　　　　（間部克裕）　43

Q9 胃がん検診のように最初から大腸内視鏡で検診を行うことは可能ですか？
検討されていますか？　　　　　　　　　　　　　　　　　　　　　　　　（松田尚久）　75

Q10 大腸内視鏡の際に飲む腸管洗浄剤は1種類だけですか？　　　　　　　　　（間部克裕）　80

Q11 大腸内視鏡は何歳まで行うべきですか？　　　　　　　　　　　　　　　　（間部克裕）　80

Q12 大腸内視鏡の適切な抜去時間は？　　　　　　　　　　　　　　　　　　　（間部克裕）　86

Q13 大腸憩室多発例に対する注意事項は？　　　　　　　　　　　　　　　　　（間部克裕）　87

Q14 癒着など挿入困難が予測されるのはどんな時？その場合の対応は？　　　　（間部克裕）　88

Q15 大腸内視鏡でポリープが発見されたら，どうするべきですか？　　　　　　（松田尚久）　111

Q16 大腸内視鏡は拡大内視鏡が必要ですか？　　　　　　　　　　　　　　　　（松田尚久）　112

Q17 便潜血陽性：痔があるための陽性だから問題ないですか？　　　　　　　　（間部克裕）　124

Q18 潰瘍性大腸炎で通院中ですが，便潜血による大腸がん検診は受けるべきですか？
　　　　　　　　　　　　　　　　　　　　　　　　　　　　　　　　　　　（間部克裕）　135

Q19 大腸ポリープは検査当日に日帰りで切除可能ですか？　　　　　　　　　　（松田尚久）　149

第1章

はじめに—消化管癌でこんなに死亡？消化管癌は予防の時代！

I　がん統計でみる消化管癌による死亡数

国立がん研究センターのがん情報サービスによる「がん統計」[1]をみていくと，2021年の各種癌死亡数（**表1-1**）では大腸2位，胃3位，食道10位であり消化管癌の割合が高いことがわかります．

また，喉頭癌のほとんども上部消化管内視鏡検査で観察可能な部位に発生するため，口腔・咽頭として扱うと14位になり，消化管癌で11万人以上が亡くなっており，これは全癌の30％にあたります．

国民皆保険，世界に誇る日本の内視鏡機器や内視鏡診断，治療，がん検診がそろう日本で，なぜ毎年11万人以上が消化管の癌で亡くなるのでしょうか．

表1-1　各種癌の死亡数（2021年）
（がん統計[1]より）

1	肺	76,212
2	大腸	52,418
3	胃	41,624
4	膵臓	38,579
5	肝臓	24,102
6	胆嚢・胆管	18,172
7	乳房	14,803
8	悪性リンパ腫	13,781
9	前立腺	13,217
10	食道	10,958
11	腎・尿路（膀胱除く）	9,797
12	膀胱	9,443
13	白血病	9,124
14	口腔・咽頭	8,001
15	子宮	6,818
16	卵巣	5,081
17	多発性骨髄腫	4,297
18	脳・中枢神経系	3,037
19	甲状腺	1,934
20	皮膚	1,718
21	喉頭	795
	全部位	381,505

1. 年齢別の死亡数

表1-2 消化管癌の年齢別死亡数（2021年）（がん統計[1]より筆者作成）

	20歳未満	20代	30代	40代	50代	60代	70代	80歳以上	全年齢
口腔・咽頭・喉頭	3	11	46	179	551	1,388	2,844	3,772	8,796
食道	0	1	9	139	645	2,022	4,296	3,846	10,958
胃	1	34	158	548	1,473	5,247	12,883	21,279	41,624
大腸	3	30	203	921	2,885	7,203	15,555	25,615	52,418
合計	7	76	416	1,787	5,554	15,860	35,578	54,512	113,796

上部消化管癌のうち，胃がん内視鏡検診の対象である50歳以上の割合：98.2%
大腸癌のうち，大腸がん検診の対象である40歳以上の割合：99.5%

　年齢別の死亡数（**表1-2**）[1]をみてみると，口腔・咽頭・喉頭，食道，胃癌で亡くなる61,378人のうち，98.2％は色をつけた胃がん内視鏡検診の対象である50歳以上で，大腸癌で亡くなる52,418人のうち色をつけた大腸がん検診の対象である40歳以上が99.5％であることがわかります．消化管癌は早期発見によりほとんどが救命可能であるため，胃がん内視鏡検診，大腸がん検診を対象者が確実にがん検診を受けることで，消化管癌で亡くなる方の多くは救えるはずです．

2. 消化管癌死亡数の年次推移

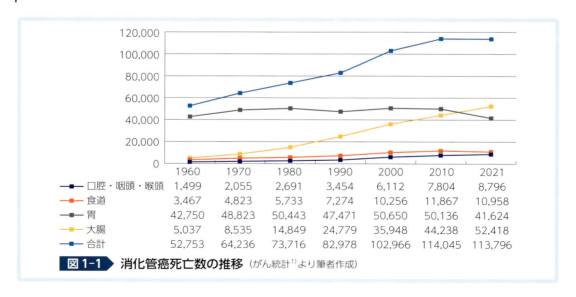

図1-1 消化管癌死亡数の推移（がん統計[1]より筆者作成）

　消化管癌死亡数の年次推移（**図1-1**）[1]をみると，1983年に「老人保健法」による胃X線胃がん検診，2015年に胃がん内視鏡検診，1992年に大腸がん検診が開始されていますが，

消化管癌の死亡数の減少はみられず，なかでも大腸癌死亡数は増加し続けています．

3. 検診発見癌の5年相対生存率

表1-3 発見契機別の生存率（秋田県地域がん登録 2006〜2008年癌5年相対生存率）
（秋田県がん登録[2]）より筆者作成）

	胃癌 5年相対生存率	大腸癌 5年相対生存率
がん検診	96.1%	98.6%
職域健診・人間ドック	95.2%	93.6%
他の疾患で経過観察中	72.1%	69.7%
症状で受診	55.2%	59.5%

　検診発見癌の5年相対生存率（**表1-3**）[2]は極めて高いこと，消化管癌死亡のほとんどが検診対象年齢であることから，11万人以上の消化管癌死亡の多くは救える，予防できると考えられます．

II 消化管癌のリスクと予防

表1-4 消化管癌のリスクと予防（筆者作成）

	リスク	一次予防 癌にならない	二次予防 早期発見して救命
食道癌	フラッシャー 飲酒，喫煙	節酒 禁煙	上部消化管内視鏡
胃癌	H. pylori 感染 萎縮，肥厚性胃炎，化生，家族歴	H. pylori の除菌治療 禁煙	上部消化管内視鏡 胃バリウム検診
大腸癌	便潜血陽性 大腸ポリープ 家族歴	腺腫性ポリープ切除 運動，禁煙	便潜血検査 （＋→大腸内視鏡） 大腸内視鏡検診

　消化管癌はそれぞれにリスクと予防法があります（**表1-4**）．

a. 口腔・咽頭・喉頭，食道癌のリスク

　口腔・咽頭・喉頭，食道癌のリスクは喫煙，多量飲酒，アセトアルデヒド脱水素酵素のヘテロ欠損（フラッシャー：少量の飲酒やアルコールを飲み始めた頃にすぐに赤くなる）や頭頸部癌，食道癌の既往がリスクのため，禁煙，節酒などが一次予防となり，この部位はバリウムでは見ることができないため上部消化管内視鏡検査が二次予防になりえます．

b. 胃癌のリスク

　胃癌のリスクは*H. pylori*感染とそれに伴う萎縮，腸上皮化生などですので，*H. pylori*の除菌治療が一次予防になります．できるだけ感染早期，胃炎が進行する前に除菌することで胃癌予防効果は高くなるため，中学生，高校生や40代など胃がん検診開始年齢より前の対策が各地でなされています．二次予防は胃X線，内視鏡による胃がん検診です．

c. 大腸癌のリスク

　大腸癌のリスクは便潜血検査陽性，2人以上の家族歴または55歳未満で大腸癌になった家族歴や，大腸癌，ポリープの既往歴，喫煙，年齢などがあり，禁煙や運動などの生活改善に加え，前癌病変である腺腫性ポリープの切除が一次予防になります．便潜血検査による大腸がん検診と陽性者に対する確実な大腸内視鏡，陰性でも大腸癌リスクの高い人や50歳以上では大腸内視鏡検査を行うことが二次予防になり，同時に腺腫性ポリープを切除することで一次予防にもつながります．

　このことから11万人以上が亡くなる消化管癌は，がん検診の確実な受診とリスクに応じた対策を行うことで，その多くを救うことができます．

文献・参考website

1) がん情報サービス　がん統計：https://ganjoho.jp/reg_stat/index.html（2024年7月閲覧）
2) 秋田県がん登録の状況について：https://www.pref.akita.lg.jp/pages/archive/2322（2024年7月閲覧）

（間部克裕）

Q1 大腸がん検診で大腸癌が発見されたら怖いので，受けなくてもよいですか？

Answer

検診で発見される大腸癌のほとんどは治ることがわかっていますので，症状がない早期の段階で大腸癌を発見すれば怖くありません．

検診で発見される大腸癌のほとんどは治ります（**表1-5**)[1]．一方で，症状が契機で発見された場合は半数近くが亡くなっています．大腸癌の前癌病変である大腸ポリープも，早期大腸癌も症状がないため，症状が出てからの発見では遅くなってしまうためです．

進行度別の大腸癌5年相対生存率でみても限局期では97.3%であるのに対し，領域で75.3%，遠隔転移だと17.3%と低下しています（**図1-2**)[2]．

大腸がん検診や内視鏡で症状がない早期の段階で大腸癌を発見すれば治療でほとんどが治り，大腸内視鏡では前癌病変である腺腫を発見，切除することで大腸癌になることも予防できます．便潜血検査による大腸がん検診を毎年受け，陽性の場合は速やかに大腸内視鏡検査を受けることが大切なんです．

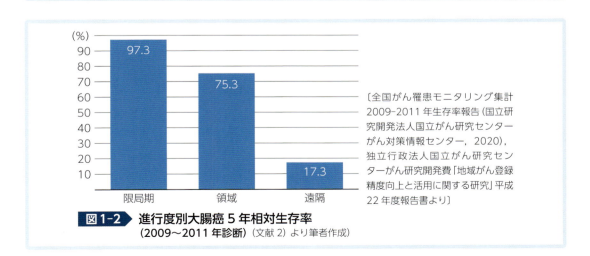

表1-5 発見契機別の生存率（秋田県地域がん登録 2006～2008 年癌 5 年相対生存率）
（秋田県がん登録[1]より筆者作成）

	胃癌 5年相対生存率	大腸癌 5年相対生存率
がん検診	96.1%	98.6%
職域健診・人間ドック	95.2%	93.6%
他の疾患で経過観察中	72.1%	69.7%
症状で受診	55.2%	59.5%

図1-2 進行度別大腸癌5年相対生存率
（2009～2011年診断）（文献2）より筆者作成）

〔全国がん罹患モニタリング集計 2009-2011 年生存率報告（国立研究開発法人国立がん研究センターがん対策情報センター，2020），独立行政法人国立がん研究センターがん研究開発費「地域がん登録精度向上と活用に関する研究」平成22年度報告書より〕

文献・参考website

1) 秋田県がん登録の状況について：https://www.pref.akita.lg.jp/pages/archive/2322（2024年7月閲覧）
2) 最新がん統計：https://ganjoho.jp/reg_stat/statistics/stat/summary.html（2024年7月閲覧）

（間部克裕）

第2章

大腸癌の疫学

I 大腸癌罹患数の推移

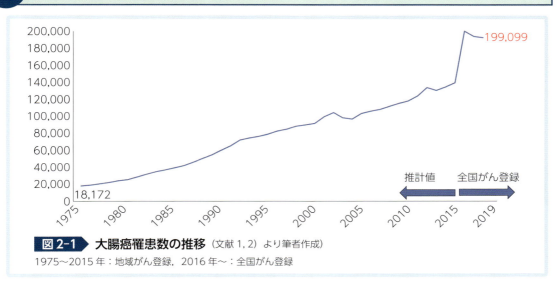

図 2-1 大腸癌罹患数の推移 (文献 1, 2) より筆者作成)
1975〜2015 年：地域がん登録，2016 年〜：全国がん登録

2015 年までは，高精度な地域がん登録から割り出した推計値[1]，2016 年以降は全国がん登録のデータ[2]と異なるデータベースではありますが，日本における大腸癌の罹患数は，1975 年の 18,172 人から，2019 年の 199,099 人と 10 倍以上に増加していることがわかります（**図 2-1**）．

II 大腸癌罹患数（年代別）の推移

年代別罹患数の推移（**図 2-2**）[1,2]をみると，2000 年以降も増加しているのが 60 代，70 代，80 代以上で，2016 年以降も増加しているのは 70 代，80 代以上と，いずれも高齢者です．

一方，2016 年からの表をみると，60 代を除き，どの年代でも明らかな減少はありません．

第2章 ● 大腸癌の疫学

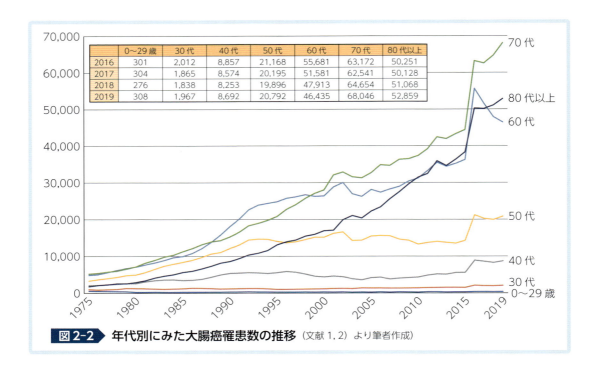

図 2-2 年代別にみた大腸癌罹患数の推移 （文献 1, 2）より筆者作成）

III 大腸癌死亡数の推移

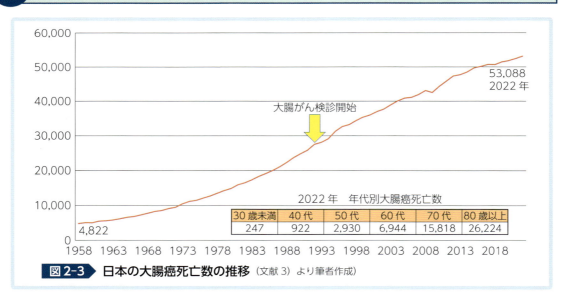

図 2-3 日本の大腸癌死亡数の推移 （文献 3）より筆者作成）

罹患数は検診発見などで増加することもあるため，今度は死亡数の推移をみてみましょう（**図 2-3**）[3]．1958 年は 4,822 人であったものが，2022 年には 53,088 人と，罹患数と同様に 10 倍以上に増加しています．

1992年に便潜血検査による大腸がん検診が開始されていますが，残念ながら明らかな死亡数の減少傾向はありません．

　一方，2022年の年代別死亡数をみると，そのほとんどが40歳以上の大腸がん検診の対象年齢であり，検診をしっかりと行うことで大腸癌死亡を減少させることが可能です．

　また死亡数の半数は80代以上ですが，70代までしっかりと大腸がん検診を行うことで，80歳以上の大腸癌死亡も減少することが期待されます．

Ⅳ 日本における癌種別にみた死亡数の順位

表2-1 日本における死亡数の男女別の各癌順位 （文献3）より筆者作成）

女性順位	2021年	死亡数	2010年	死亡数	2000年	死亡数
1	大腸	24,338	大腸	20,317	胃	17,852
2	肺	22,934	肺	19,418	大腸	16,080
3	膵臓	19,245	胃	17,193	肺	14,671
4	乳房	14,803	膵臓	13,448	肝臓	10,379
5	胃	14,428	乳房	12,455	乳房	9,171

男性順位	2021年	死亡数	2010年	死亡数	2000年	死亡数
1	肺	53,278	肺	50,395	肺	39,053
2	大腸	28,080	胃	32,943	胃	32,798
3	胃	27,196	大腸	23,921	肝臓	23,602
4	膵臓	19,334	肝臓	21,510	大腸	19,868
5	肝臓	15,913	膵臓	14,569	膵臓	10,380

　今度はさまざまな癌種別に死亡数の順位をみましょう（**表2-1**）[3]．

　女性は大腸癌が1位，男性は2位で，いずれも順位があがってきています．

　さまざまな癌のなかでも大腸癌死亡は増加しており，やはり対策が必要です．

V 大腸癌の75歳未満年齢調整死亡率（世界比較）

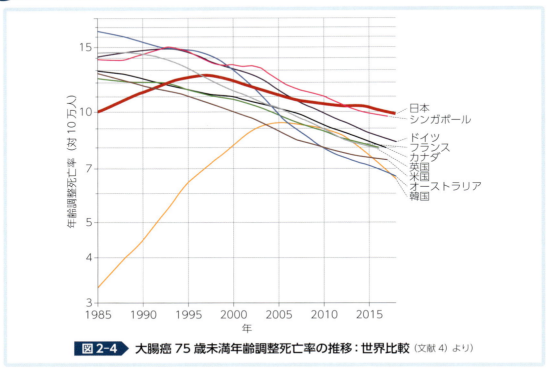

図 2-4 大腸癌 75 歳未満年齢調整死亡率の推移：世界比較 (文献 4) より)

では，世界と比較すると，どうでしょうか？

大腸癌の 75 歳未満年齢調整死亡率（**図 2-4**）[4]をみると，残念ながら日本は最も高く，韓国を除き，元々は日本よりも高かった死亡率が対策により急激に低下している一方，日本では死亡率の低下が緩やかで，世界各国に抜かれてしまいました．

大腸癌死亡率を低下させるために，どのような対策や改善が必要か，真剣に議論し実行する時期が来ました．

📖 文献・参考website

1) 全国がん登録 全国がん罹患データ（2016 年～2020 年）：https://ganjoho.jp/reg_stat/statistics/data/dl/index.html#anchor2（2024 年 6 月閲覧）
2) 地域がん登録 全国推計値：がん罹患データ（1975 年～2015 年）：https://ganjoho.jp/reg_stat/statistics/data/dl/index.html#anchor2（2024 年 6 月閲覧）
3) 全国がん登録 全国がん死亡データ（1958～2022 年）：https://ganjoho.jp/reg_stat/statistics/data/dl/index.html#a7（2024 年 8 月閲覧）
4) CANCER OVER TIME Trends：https://gco.iarc.fr/overtime/en（2024 年 6 月閲覧）

（間部克裕，松田一夫）

第3章

大腸癌もリスク層別化が可能である

I 大腸がん検診リスク層別スコア

表3-1 大腸がん検診のリスク層別スコア

APCSスコア（文献1）より）

リスク因子	基準	Points
年齢	<50	0
	50〜69	2
	≧70	3
性別	女性	0
	男性	1
第一度近親者における大腸癌家族歴	なし	0
	あり	2
喫煙	一度もなし	0
	現在または過去	1

・Average risk（AR）：0〜1 pts
・Moderate risk（MR）：2〜3 pts
・High risk（HR）：4〜7 pts

modified APCSスコア（文献2）より）

リスク因子	基準	Points
年齢	50〜54	0
	55〜64	1
	65〜70	2
性別	女性	0
	男性	1
第一度近親者における大腸癌家族歴	なし	0
	あり	1
喫煙	なし	0
	現在または過去	1
BMI	<23	0
	≧23	1

・Average risk（AR）：0 pts
・Moderate risk（MR）：1〜2 pts
・High risk（HR）：3〜6 pts

　全大腸内視鏡（total colonoscopy：TCS）による大腸がん検診の有効性が期待されるなかで，TCSのキャパシティに限りがあることを考慮すると，大腸advanced neoplasia（ACN：10 mm以上の腺腫，癌）を有するリスクの高い検診受診者を非侵襲的な方法で抽出し，その高リスク群に対して優先的にTCSを提供する方策の確立は重要と考えられます．免疫便潜血検査（fecal immunochemical test：FIT）は，そのような受診者リスク層別の優れた手段ですが，他に受診者の背景因子に基づいたリスク層別という方法も考えられます．受診者の背景因子を用いた大腸がん検診リスク層別スコアがこれまで複数提唱されており，日本を含めたアジア太平洋地域のデータを用いて作成され，バリデーションも行われています．Asia-Pacific Colorectal Screening（APCS）スコア[1]がその礎となっています．APCSスコアは，受診者の年齢，性別，第一度近親者における大腸癌家族歴，喫煙歴の4因

表3-2 リスクスコア（計8点）による層別化：初回TCS検診受診者 日本人5,218名（ACN*225名）のデータから（文献4）より）

評価項目（計5項目）		点数
性別	女性	0
	男性	1
年齢	40〜49歳	0
	50〜59歳	2
	60〜69歳	3
	≧70歳	3.5
喫煙歴	≦18.5 pack-years	0
	>18.5 pack-years	1
body mass index（BMI）	≦22.5 kg/m^2	0
	>22.5 kg/m^2	0.5
大腸癌家族歴（第一度近親者における大腸癌の有無）	なし，1人のみあり	0
	2人以上にあり	2

大腸がん検診受診者リスク分類	大腸ACN*有病割合	95% CI
低リスク群（スコア：3点未満）	1.6%（34/2,172）	1.1〜2.2%
中リスク群（スコア：3点以上，5点未満）	5.3%（127/2,419）	4.4〜6.2%
高リスク群（スコア：5点以上）	10.2%（64/627）	7.9〜12.8%

*ACN：advanced neoplasia（10 mm以上の腺腫，villous component（+），大腸癌）

子より構成されるスコアで，その後，さらにBMIを加味したmodified APCSスコア[2]も提唱されています（表3-1）．

また，日本人の大腸がん検診受診者データを用いた検討からも，modified APCSスコアがACNに対して中等度の識別能を有することが確認され，かつ，さらにそのスコアを日本人向けに修正（年齢：0〜3.5点，性別：0〜1点，喫煙歴：0〜1点，BMI：0〜0.5点，大腸癌家族歴：0〜2点の計8点のスコア）することで，その識別能が向上しうる可能性も報告されています[3]（表3-2）．しかし，このスコアを含めて，既報のいずれのスコアもACNに対する識別能には限界があり，大腸がん検診における実際のスコア使用については，さらなる検証が必要です．また，FITとスコアを組み合わせて使用することも，より効率よく高リスクの検診受診者を抽出するうえで，十分に価値があると考えられます[4]．

II 大島スタディ

1. 大島スタディとは

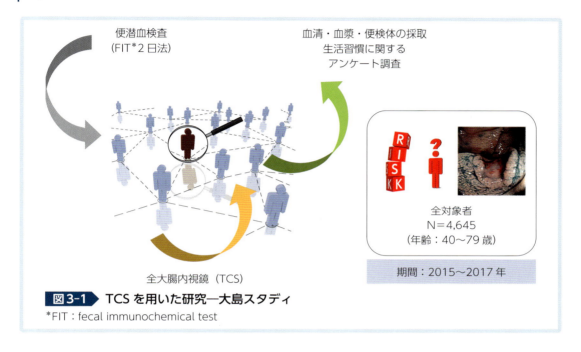

図3-1 TCSを用いた研究—大島スタディ
*FIT : fecal immunochemical test

　筆者らのグループで行ったTCSを用いた研究（大島スタディ：2015～2017年）について概説します．東京都大島町在住の40～79歳（4,645名）を住民基本台帳から抽出し，大腸がん検診の案内状を全対象者に個別に送付しました．大島スタディでは，3ヵ年にわたり受診勧奨を行い，全ての研究参加者（1,191名）にFITとTCSの両方の検査を無料で提供しました．併せて，リスク層別スコアの算出に必要な背景因子（年齢，性別，喫煙歴，BMI，大腸癌家族歴）を含むデータも収集しました（**図3-1**）．

2. TCS検診結果

　TCS検診における発見病変の詳細を**表3-3**に示します．全体での腺腫検出割合（adenoma detection rate：ADR）は51.4％，性差別にみると男性60.0％，女性44.7％でした．また，ACNを112例（9.4％）に認め，24例（2.0％）に大腸癌が検出されました．大腸癌24例の内訳は，浸潤癌10例（T2以深癌7例，T1癌3例），粘膜内癌（Tis癌）14例でした[4]．年齢階層別にみると，男女ともに年齢が上がるほどACNの有病割合は高くなりますが，40代においてもある一定の頻度でACNが認められました．

表3-3 大島スタディ：TCS 検診結果（n=1,191）（文献4）より

TCS (n=1,191)	ADR (%)	advanced neoplasia* (%)	cancer (%)	invasive cancer§ (%)
男性（n=518）	311 (60.0)	66 (12.7)	17 (3.3)	7 (1.4)
40〜49歳（100）	37.0	6.0	2.0	2.0
50〜59歳（118）	58.5	8.5	1.7	0.8
60〜69歳（172）	66.3	16.9	5.2	1.2
70歳〜（128）	71.1	16.4	3.1	1.6
女性（n=673）	301 (44.7)	46 (6.8)	7 (1.0)	3 (0.4)
40〜49歳（110）	29.1	3.6	0	0
50〜59歳（138）	34.8	2.9	0.7	0
60〜69歳（243）	50.2	7.4	0.4	0
70歳〜（182）	54.4	11.0	2.7	1.6
Total	612 (51.4)	112 (9.4)	24 (2.0)	10 (0.8)

*10 mm 以上の腺腫，高異型度腺腫，癌，§T1(SM)：3，>T2：7

3. FIT の成績

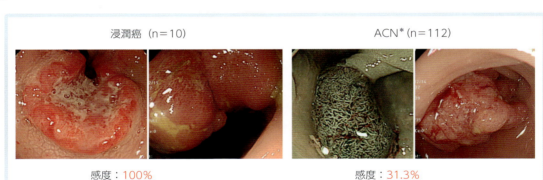

図3-2 大島スタディ：FIT の成績（スクリーン感度）
*ACN：10 mm 以上の腺腫，高異型度腺腫，癌

　また，大島スタディでは，FIT 陰性者も TCS を受診しているため，大腸癌および ACN 全体の FIT のスクリーン感度のみならず特異度も算出することが可能です．浸潤癌に対する FIT の感度，特異度，陽性反応的中率は，各々100%，92.7%，10.4%であり，ACN 全体に対する感度，特異度，陽性反応的中率は，各々31.3%，94.3%，36.5%でした（図3-2）．これらの成績から，TCS 検診の高い ACN 検出能に加えて，FIT の良好な感度・特異度バランスが示されました．

4. FIT 陽性・陰性別にみた ADR と ACN 検出割合

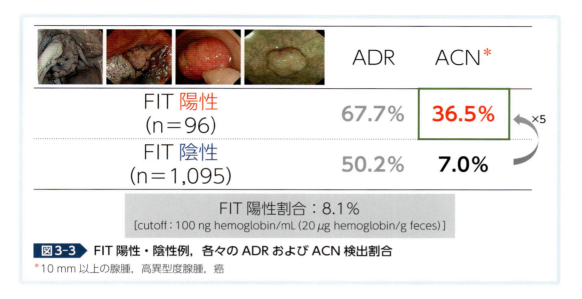

図3-3 FIT 陽性・陰性例，各々の ADR および ACN 検出割合
*10 mm 以上の腺腫，高異型度腺腫，癌

　さらに，FIT 陽性者と FIT 陰性者における ADR および ACN 検出割合をみると，FIT 陽性者では各々 67.7％，36.5％であるのに対し，FIT 陰性者では各々 50.2％，7.0％となり，FIT 陽性者では FIT 陰性者の約 5 倍高い ACN を認めたことから，FIT 陽性者に対する精検 TCS の重要性を再確認することができます（図3-3）．

文献・参考 website

1) Yeoh KG, et al：The Asia-Pacific Colorectal Screening score：a validated tool that stratifies risk for colorectal advanced neoplasia in asymptomatic Asian subjects. Gut 2011；60：1236-1241
2) Sung JJY, et al：A modified colorectal screening score for prediction of advanced neoplasia：A prospective study of 5744 subjects. J Gastroenterol Hepatol 2018；33：187-194
3) Sekiguchi M, et al：A scoring model for predicting advanced colorectal neoplasia in a screened population of asymptomatic Japanese individuals. J Gastroenterol 2018；53：1109-1119
4) Sekiguchi M, et al：Risk stratification score improves sensitivity for advanced colorectal neoplasia in colorectal cancer screening：The Oshima Study Workgroup. Clin Transl Gastroenterol 2021；12：e00319

（松田尚久，関口正宇）

Q2 父が大腸癌．自分も心配ですが，どの検査を何歳ごろに受けるとよいですか？

Answer
家族に大腸癌がいて心配な場合は，40代までに一度大腸内視鏡検査を受けることが望ましいです．

日本では40歳以上に対して便潜血検査による大腸がん検診が実施されています．40歳からは毎年便潜血検査を受け，陽性の場合は速やかに大腸内視鏡検査を受けて頂くことが最も重要です．

一方，米国における大腸癌スクリーニング検査では，45歳から75歳までを対象としており，10年毎の大腸内視鏡検査が最も多く実施されています（**表3-4**）[1]．以前は50歳からでしたが，若年者の大腸癌増加傾向のため45歳からに変更になっています．

日本でもSekiguchiらの検討により，大腸癌のリスク層別化について論文化されており[2]，このなかでも大腸癌の家族歴は高いウエイトを占めていました．2019年の年代別大腸癌罹患数，死亡数のデータ（図3-4）をみると，30代から増加が始まり40代からは急激になっています．30代でも確実な増加傾向があります．

家族に大腸癌がいて心配な場合には，40代には一度大腸内視鏡を受け，リスク評価や発見された大腸ポリープの切除を行うことが望ましいと思われます．

30代であっても心配であれば人間ドックや症状がある場合には保険診療にて大腸内視鏡を一度受けて頂くことが重要です．

10年に1回の大腸内視鏡検診でも，実施しないより有意に大腸癌死亡率は低く（図3-5）[3]，40代から50代以上で全大腸内視鏡（total colonoscopy：TCS）を受けることが望ましいでしょう．

表3-4 2018年改訂版 CRC screening in US guideline
（米国の大腸癌スクリーニング　ガイドライン）（文献1）より）

45～75歳が対象
①毎年の便潜血（免疫法）
②3年毎の便DNA検査
③10年毎のTCS
　5年毎のCTC/5年毎のS状結腸内視鏡
・76～85歳→希望，健康状態，過去の検査歴などから個別に判断
・85歳以上→原則スクリーニングは行わない

CTC：CT colonography

Q2 父が大腸癌．自分も心配ですが，どの検査を何歳ごろに受けるとよいですか？

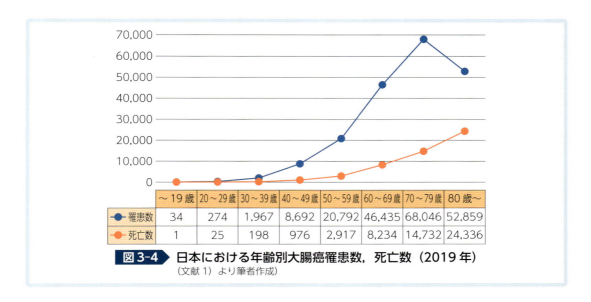

図 3-4 日本における年齢別大腸癌罹患数，死亡数（2019年）
（文献1）より筆者作成）

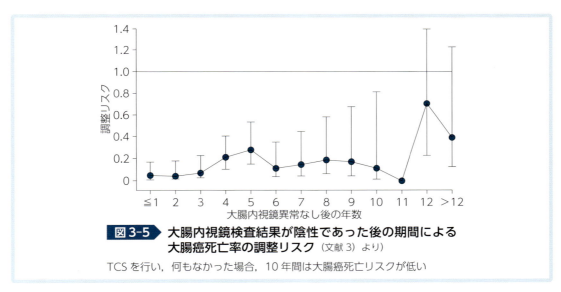

図 3-5 大腸内視鏡検査結果が陰性であった後の期間による大腸癌死亡率の調整リスク（文献3）より）

TCS を行い，何もなかった場合，10年間は大腸癌死亡リスクが低い

📖 文献・参考 website

1) 全国がん登録 全国がん死亡データ（1958～2022年）：https://ganjoho.jp/reg_stat/statistics/data/dl/index.html#a7（2024年8月閲覧）
2) Sekiguchi M, et al：Risk stratification score improves sensitivity for advanced colorectal neoplasia in colorectal cancer screening：The Oshima Study Workgroup. Clin Transl Gastroenterol 2021；12：e00319
3) Lee JK, et al：Long-term risk of colorectal cancer and related deaths after a colonoscopy with normal findings. JAMA Intern Med 2019；179：153-160

（間部克裕）

第3章 ● 大腸癌もリスク層別化が可能である

 大腸内視鏡検査前に事前に確認すべき問診内容は？

> **Answer**
> 図 3-6 にあるように以下のリスク因子は大腸内視鏡検査前に確認すべき問診情報です．

〈リスク評価〉
①大腸癌の家族歴，既往歴．
②大腸内視鏡検査の既往．時期，結果（大腸ポリープ，大腸癌を指摘された，治療を受けたなど既往の確認）．
③喫煙の有無．
④便潜血検査受診の有無，結果．

〈安全に実施するための確認〉
⑤便通状況，便の性状．
⑥腹部手術歴．
⑦抗血栓薬服用の有無，他服用薬の確認．

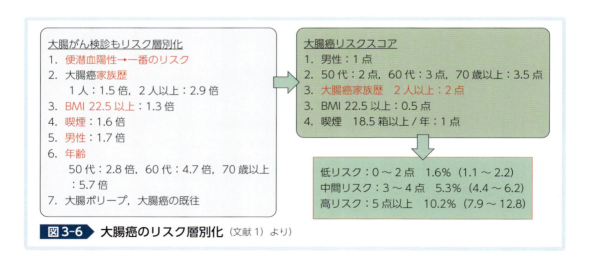

図 3-6 大腸癌のリスク層別化（文献 1）より）

文献・参考 website

1) Sekiguchi M, et al：A scoring model for predicting advanced colorectal neoplasia in a screened population of asymptomatic Japanese individuals. J Gastroenterol 2018；53：1109-1119

（間部克裕）

第4章

便潜血検査(FIT)の全て

　化学便潜血検査を用いた大腸がん検診は，ランダム化比較試験によって死亡率減少効果が証明されており，米国NCIのPDQ®によれば死亡率減少効果を15〜33％に認めるものの，罹患率減少効果はないか，とても小さいとされています[1]．免疫便潜血検査(fecal immunochemical test：FIT)のランダム化比較試験は現在進行中で，日本では症例対照研究により死亡率減少効果が示されています．FITは化学便潜血検査よりも感度が高く，食事制限が不要のため，今では化学便潜血検査に代わって世界中で広く用いられています．

　台湾で2004〜2009年に500万人以上に案内して行われた国家規模の大腸がん検診(FIT 1日法，2年に1回)では，大腸癌死亡率が40％減少したと報告されています[2]．

　FITは日本で開発され，日本の大腸がん検診はFIT 2日法を用いて1992年に始まりました．対象年齢は40歳以上で，検診間隔は1年に1回です．2日のうち1日でも便潜血陽性となれば「要精検」と判定され，全大腸内視鏡検査による精密検査が必要となります．

I 正しい便の採り方

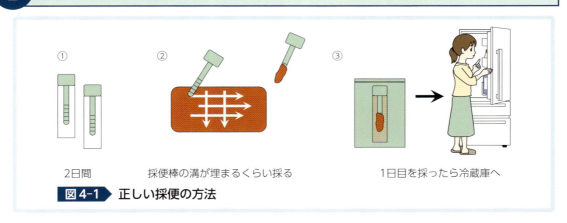

図4-1　正しい採便の方法

　今井らは，1回の排便の全てを採取できた結腸癌24例，直腸癌26例について表面および割面から平均41.7ヵ所の潜血陽性度を検討し，結腸癌では表面と割面の潜血陽性度に差がなかったのに対して直腸癌では割面の潜血陽性度が表面より有意に低かったため，以前行われていた糞便を穿刺して採便する方法に代わって便の表面を擦過する方法を勧めていま

す[3]．そこで現在では，採便容器に付属する採便棒で便の表面をまんべんなく擦過し，採便棒の溝が埋まる位の便を採ることを推奨しています．また便に混じったヘモグロビンは高温下に放置すると徐々に消失するため，1日目を採便したらすぐに冷蔵庫に入れ，2日目を採便したら速やかに提出します（**図 4-1**）．

II 便潜血の測定

　検診機関は提出された検体を速やかに回収し，原則として即日測定します．検体量が少数の場合には目視による判定も行われますが，大量の検体では潜血量を機械測定し，カットオフを超える場合に陽性と判定します．

　2021年の地域保健・健康増進事業報告によれば，全国の市区町村で実施された大腸がん検診の受診者数は，積極的受診勧奨の対象となっている40～69歳では3,536,875人，要精検となったのは192,536人，要精検率は5.4%です．

III 便潜血が陽性となれば全大腸内視鏡検査による精検

表 4-1 精検未受診による死亡の危険性 （文献4）より）

予後因子	リスク比 （95%CI）	p
3年以内の精検未受診/精検受診	4.07（1.56～10.58）	0.004
低分化/高・中分化	4.21（1.46～12.12）	0.008
60歳以上/60歳未満	0.70（0.37～1.34）	0.279
男性/女性	1.36（0.71～2.62）	0.352
直腸/結腸	1.00（0.53～1.89）	0.990

要精検者から発見された癌の死亡リスク比（浸潤癌 n=300）

　2日のうち1日でも便潜血陽性となれば「要精検」と判定され，原則として全大腸内視鏡検査による精検が必要です．要精検となれば必ず大腸癌が見つかるわけではなく，地域保健・健康増進事業報告によれば市区町村が2021年に実施した大腸がん検診では，40～69歳における陽性反応的中度（要精検者から大腸癌が発見される割合）は2.8%に過ぎません．一方，腺腫は25.7%に発見されています．便潜血検査が陽性となれば，陽性反応的中度は低いものの大腸癌の可能性がありますので，精検を受けないのは危険です．

　筆者が担当した厚生労働省研究班の多施設共同研究で，大腸癌発見前3年以内に精検受診歴がある群と精検未受診歴がある群を比較すると，精検未受診による大腸癌死亡のリスク比は，浸潤癌（300例）では4.07と有意に高くなりました（**表 4-1**）[4]．

　オリンパスによる「胃・大腸がん検診と内視鏡検査に関する意識調査白書2021」では，便潜血検査が陽性になったが大腸内視鏡による精検を受けなかった理由の第1位は，「痔の

出血で陽性となったかもしれないから」で39.6％を占め，第2位は「自覚症状がなかったから」が30.5％です[5]．残念ながら精検の必要性が十分に理解されていません．医療従事者が精検未受診による危険性を十二分に理解して受診者に説明し，積極的に精検受診勧奨を行うことが重要です．

IV 日本の大腸がん検診の問題点

1. 中間期癌の存在

表4-2 便潜血陽性群と中間期癌の占拠部位 （文献6）より）

発見直前の便潜血	浸潤癌の占拠部位							結腸部位不明
	R	S	D	T	A	C		
陽性：296例*	102	80	20	30	41 (29%)	16	P=0.001	6
陰性：42例 (12%)	7	6	0	5	13 (55%)	5		6

追跡期間1年，浸潤癌を対象とした場合
*肛門管1例を含む

　便潜血検査を用いた大腸がん検診は，繰り返し受診により便潜血陽性を契機として大腸癌を発見し，死亡率減少を図るものです．残念ながら全ての大腸癌が便潜血陽性になるわけではなく，便潜血が陰性であっても自覚症状等を契機として次の検診前に大腸癌が発見されることがあります．これを中間期癌と呼びます．

　1995〜2002年度に福井県内で実施された大腸がん検診（延べ272,813名，用いた検査法は栄研化学のOCでカットオフは150 ng/mL，要精検率5.3％，精検受診率69.8％）受診者名簿を福井県がん登録と記録照合し，検診から1年以内に判明した大腸癌を網羅的に把握しました．検討対象を浸潤癌に限定すると，癌発見直前の便潜血が陽性であったのは296例，陰性（中間期癌）であったのは42例（12％）でした．中間期癌42例のうち23例（55％）は右側結腸に占拠し，便潜血陽性群に比して有意に右側結腸に多く存在しました（P＜0.001）（**表4-2**）[6]．FITは右側結腸癌に対する感度が低いことを認識する必要があります．

　一方，化学便潜血検査によるランダム化比較試験（Funen study[7]，Nottingham study[8]）では，中間期癌の累積生存率は対照群および検診群のなかの未受診者より良好です．前述の研究とは対象年度が異なるものの福井県における大腸がん検診（1995〜2000年）における中間期癌の累積生存率は，検診を受けずに外来発見された群より良好でした．したがって，FITの感度は右側結腸において低いものの，中間期癌の存在を過度に不安視する必要はない

2. 精検受診率が低い

表4-3 大腸がん検診における精検受診率（2021年）(文献9) より)

2021年	40〜49歳	50〜59歳	60〜69歳	40〜69歳	70〜79歳	80歳〜	全年齢
個別 4,734,530人	62.1	66.4	70.2	67.7 ⎤ P<0.001	70.0	55.9	65.4
集団 3,096,356人	67.6	71.5	75.8	73.2 ⎦	78.8	74.0	75.6
男性 3,093,696人	61.3	62.8	68.5	66.2 ⎤ P<0.001	70.7	62.6	67.3
女性 4,737,191人	65.8	71.8	76.2	72.7 ⎦	75.5	58.1	70.5
合　計	64.3	68.3	72.5	69.9	73.0	60.5	68.9

　市区町村が健康増進法に基づいて実施するがん検診は対策型検診と呼ばれ，実施状況と結果を報告する義務があります．2021年の地域保健・健康増進事業報告によれば，40〜69歳の精検受診率は，合計で69.9％です．内訳は，集団検診の精検受診率73.2％に対して個別検診では67.7％と低く，女性の精検受診率72.7％に対して男性では66.2％と低くなっています．ちなみに，40代の精検受診率は集団検診や女性であっても低く，全体で64.3％に過ぎません．また80歳以上における精検受診率は集団検診では74.0％であるものの，個別検診の精検受診率は55.9％と極めて低く，全体で60.5％に過ぎません（**表4-3**)[9]．40代は積極的受診対象であるため，精検受診勧奨も積極的に行うべきです．80歳以上の受診機会を奪う必要はありませんが，要精検となれば精検を受けられるか，大腸癌が発見されれば治療可能かを見極めたうえで受診を勧めるべきです．

　一方，職域におけるがん検診には法的根拠がなく，実施義務も報告義務もありません．実態を正確に把握することはできませんが，日本消化器がん検診学会全国集計によれば，2020年の受診者数（40〜69歳）は，地域の944,815人に対して職域では2,245,781人と多いものの，精検受診率は地域の73.6％に対して職域では40.5％と極めて低い状況です[10]．

3. 受診率が低い（正確な受診率は不明）

　英国や北欧では，全ての対象者が名簿管理された組織型検診が行われ，検診プログラムによって受診率が正確に把握できます．一方，日本では職域におけるがん検診の実態が不明なため，正確な受診率が把握できません．そこで日本では，3年に1度行われる国民生活基礎調査によって受診率を算定しています．しかしながら，調査対象者はがん検診に関して何の

事前説明もなく自分の記憶に基づいて回答するため，受診時期の間違いや，がん検診と診療上の検査との混同等の可能性があり，決して正確な受診率とはいえません．2022年度には30万世帯の67.4万人を抽出して調査が行われ[11]，40～69歳における過去1年間の大腸がん検診（便潜血検査）受診率は男女合計で45.9％に過ぎませんでした[12]．

　正確な受診率を把握し，しかも受診率を高めるためには，地域・職域を問わず誰もが大腸がん検診を受けられる体制を整備し，英国や北欧のようにデータベース化された組織型検診を構築することが求められます．

4. 諸外国ほどの死亡率減少を達成していない

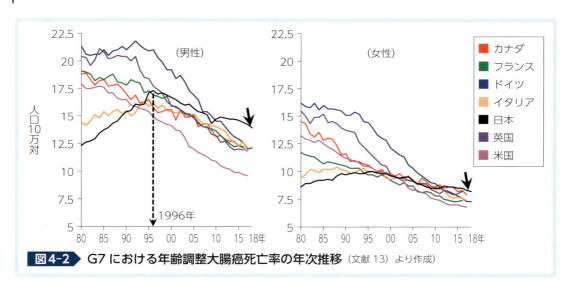

図4-2 G7における年齢調整大腸癌死亡率の年次推移 (文献13) より作成）

表4-4 日本と英国の大腸がん検診 (文献12, 14) より）

		対象年齢	間隔	検診方法	受診率
英国	イングランド	54～74歳 (50～53歳にも拡大中)	2年に1回	FIT 1日法	70%（2021/22年）
	スコットランド	50～74歳			67%（2020～22年）
	ウェールズ	51～74歳			67%（2020/21年）
	北アイルランド	60～74歳			62%（2021/22年）
日本		40歳以上	1年に1回	FIT 2日法	45.9%（2022年） （40～69歳）

第4章 ● 便潜血検査（FIT）の全て

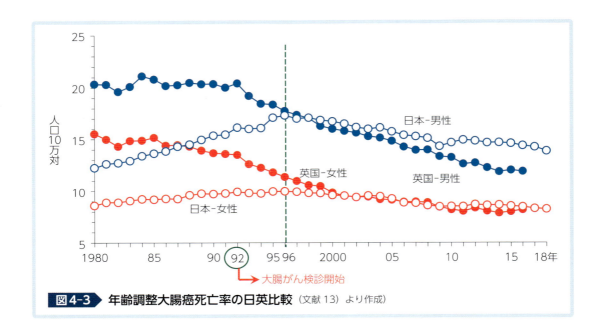

図4-3 年齢調整大腸癌死亡率の日英比較（文献13）より作成）

　主要7か国（G7）で年齢調整死亡率をみると，日本でも大腸がん検診を開始して4年後にあたる1996年頃から減少に転じました．しかしながら，日本以外の国々は日本以上の死亡率減少を達成していて，今や日本の年齢調整死亡率は男女ともに最悪の状態です（**図4-2**)[13]．最も著明な死亡率減少を達成している米国では，大腸内視鏡を主とした大腸がん検診が奏効しているのですが，英国では日本と同じく便潜血検査による大腸がん検診が行われています．しかもFIT1日法による2年に1回の検診です（**表4-4**)[12, 14]．このように，FITであっても受診率を高く，精検受診率を高くすれば，大腸癌死亡率が着実に減少することを示しています（**図4-3**)[13]．

　私たちは，もっと自信を持ってFITによる大腸がん検診を推進し，受診率および精検受診率を高め，大腸癌死亡率を諸外国並みに低下させなければなりません．

　将来的には，日本でも米国のように内視鏡による大腸がん検診が導入される可能性があります．大腸内視鏡に対する国民の抵抗感を払拭するためにも，内視鏡医には安全で苦痛のない検査に努めていただきたいと思います．

文献・参考website

1) Colorectal cancer screening（PDQ®）-Health professional version：https://www.cancer.gov/types/colorectal/hp/colorectal-screening-pdq#1（2024年6月閲覧）
2) Chiu HM, et al：Long-term effectiveness of faecal immunochemical test screening for proximal and distal colorectal cancers. Gut 2021；70：2321-2329
3) 今井信介，他：大腸癌患者糞便の潜血陽性部位の分布からみた効果的な採便方法．消集検1992；95：130-137
4) 松田一夫，他：Ⅳ小委員会報告 精検の精度管理 精検未受診群の癌．厚生労働省がん研究助成金による大腸がん検診の合理的な精検方法に関する臨床疫学的研究 平成13年度報告書．厚生労働省，30-33, 2002
5) 胃・大腸がん検診と内視鏡検査に関する意識調査白書2021：https://www.olympus.co.jp/csr/social/

whitepaper/?page=csr（2024 年 6 月閲覧）
6) 松田一夫：日本における大腸がんスクリーニングの現状と将来展望．日本消化器内視鏡学会（監）：下部消化管内視鏡スクリーニング検査マニュアル，医学図書出版，2-7，2018
7) Kronborg O, et al：Randomised study of screening for colorectal cancer with faecal-occult-blood test. Lancet 1996；348：1467-1471
8) Hardcastle JD, et al：Randomised controlled trial of faecal-occult-blood screening for colorectal cancer. Lancet 1996；348：1472-1477
9) 令和 4 年度地域保健・健康増進事業報告：https://www.e-stat.go.jp/stat-search/files?page=1&layout=datalist&toukei=00450025&tstat=000000001030884&cycle=8&tclass1=000001216080&tclass2=000001216085&tclass3=000001216087&tclass4val=0（2024 年 6 月閲覧）
10) 日本消化器がん検診学会 全国集計委員会：委員会報告 2020 年度消化器がん検診全国集計．日消がん検診誌 2024；62：20-56
11) 厚生労働省 2022（令和 4）年 国民生活基礎調査の概況 調査の概要：https://www.mhlw.go.jp/toukei/saikin/hw/k-tyosa/k-tyosa22/（2024 年 6 月閲覧）
12) 国立がん研究センター がん情報サービス がん登録・統計 がん検診受診率（国民生活基礎調査）2024：https://ganjoho.jp/reg_stat/statistics/stat/screening/dl_screening.html#a18（2024 年 6 月閲覧）
13) IARC Cancer Over Time：https://gco.iarc.fr/overtime/en/（2024 年 6 月閲覧）
14) Bowel cancer screening：https://www.cancerresearchuk.org/health-professional/cancer-screening/bowel-cancer-screening（2024 年 6 月閲覧）

（松田一夫）

第4章 ● 便潜血検査（FIT）の全て

Q4 便潜血検査が2回のうち1回のみ陽性なら問題ありませんか？

Answer
便潜血検査が1回のみ陽性であっても必ず精密検査が必要です．

　大腸癌からの出血は間欠的であることが特徴とされています．福井県で1995〜2002年度に大腸がん検診を受診した延べ272,813例を福井県がん登録と記録照合した結果，検診後1年以内に判明した浸潤癌は338例で，そのうち便潜血陰性者から判明した中間期癌は42例（12％）でした．残る296例は発見直前の便潜血は陽性で，癌が進行するに従って便潜血量が多い癌の割合が増えます．しかしながら2日間とも便潜血陽性であったのは，296例中173例（58％）に過ぎず，隣接臓器浸潤では12例中5例（42％），遠隔転移を認めた場合であっても22例中10例（45％）に過ぎませんでした（図4-4）．したがって，便潜血検査が1回のみ陽性であっても必ず精密検査が必要です．

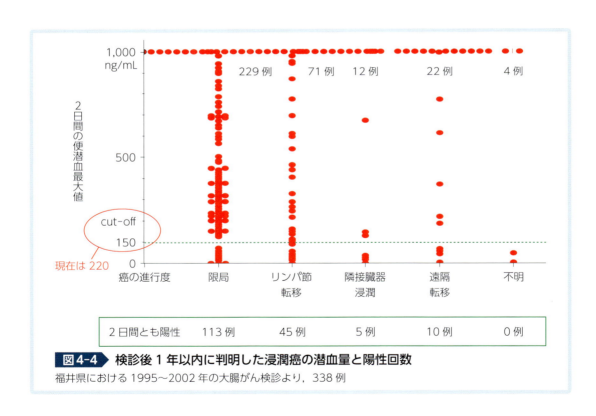

図4-4 検診後1年以内に判明した浸潤癌の潜血量と陽性回数
福井県における1995〜2002年の大腸がん検診より，338例

（松田一夫）

便潜血陽性のため再度便潜血検査を行ったところ陰性でした．安心してもよいでしょうか？

Answer
決して安心材料になりませんので，必ず大腸内視鏡による精密検査を受けてください．

　Q4の解説にあるように，大腸癌からの出血は間欠的です．便潜血が陽性となったため再度便潜血検査を行って陰性だったとしても，たまたま出血していなかっただけかもしれません．決して安心材料になりませんので，精密検査の代わりに便潜血検査を再検することは不適切です．必ず大腸内視鏡による精密検査を受けてください．

（松田一夫）

便潜血が陽性となりましたが，昨年も陽性だったため大腸内視鏡検査を受けて問題なしでした．再度内視鏡検査を受けなくても問題ないでしょうか？

Answer
便潜血が陽性となったら，過去の内視鏡検査の結果にかかわらず，病変の存在を疑って大腸内視鏡検査を受けるべきです．

　大腸内視鏡検査で異常なしとされた後，検査の1年後であっても内視鏡後に発生した大腸癌（post-colonoscopy colorectal cancer：PCCRC）が発見されることがあります．観察が不十分なための見逃し，前処置が不良であったための見逃し，なかには盲腸まで挿入されなかったための見逃しがあり得ます．昨年の大腸内視鏡検査で異常なしであっても，今年も便潜血陽性となった場合には再び大腸内視鏡検査を受けてください．

　ちなみに藤好らによれば，10年間に延べ207,186人（実人数118,178人）が大腸がん検診を受診し，そのうち1回のみ便潜血陽性であったのは11,550人，2回陽性となったのは472例，3回以上陽性となったのは25例と極めて少数です[1]．便潜血が陽性となれば，過去の内視鏡検査の結果にかかわらず，病変の存在を疑って大腸内視鏡検査を受けるべきです．

文献・参考website

1) 藤好建史, 他：大腸がん検診における便潜血検査繰り返し陽性例の検討. 日消集検誌 1994；32（2）：15-18

（松田一夫）

Q7 便潜血検査陽性の結果が送られてきました．どこに行ってどうすればよいですか？

Answer

同封されている精密検査機関一覧を確認してください．一覧がない場合は市区町村のホームページやがん検診担当者に問い合わせを．かかりつけ医に相談するのもお勧めです．

　市区町村や検診機関から送付された結果報告書には，どこで精検（大腸内視鏡検査）が受けられるか，精密検査機関の一覧が同封されていると思います．精密検査機関が指定されている場合もあると思います．精密検査機関の一覧が同封されていない場合には，市区町村等のホームページで確認あるいは検診機関もしくは市区町村のがん検診担当者に問い合わせてください．かかりつけ医に相談するのもお勧めです．

　大腸内視鏡検査を行うには，あらかじめ検査前に大腸の中にたまっている便を全部出して腸を空にする前処置が必要です．受診当日に検査はできませんので，一度受診して（その際，内服治療中の方はお薬手帳を持参）前処置や検査の説明を受けます．検査当日には自宅（もしくは医療機関）で前処置用の下剤を服用して準備を行い，決められた時刻に受診します．

（松田一夫）

第5章

便潜血検査以外の大腸がん検診

I 免疫便潜血検査（FIT）

表5-1 現在進行中のTCSの有効性に関するRCT （文献1〜5）より）

試験名	国	対象年齢（歳）	検証群	試験開始（年）	予定観察期間(年)
COLONPREV	スペイン	50〜69	アーム1：TCS（1回）	2008	10
			アーム2：FIT（隔年）		
NordICC	オランダ，ポーランド，ノルウェー，スウェーデン	55〜64	アーム1：TCS（1回）	2009	10〜15
			アーム2：介入なし		
Akita pop-colon trial	日本	40〜74	アーム1：TCS（1回）＋FIT（毎年）	2009	10
			アーム2：FIT（毎年）		
CONFIRM	米国	50〜75	アーム1：TCS（1回）	2012	10
			アーム2：FIT（毎年）		
SCREESCO	スウェーデン	59〜62	アーム1：TCS（1回）	2014	15
			アーム2：FIT（1，3年目）		
			コントロール：介入なし		

　本邦では，1992年から免疫便潜血検査（fecal immunochemical test：FIT）を用いた対策型大腸がん検診が行われています．全大腸内視鏡検査（total colonoscopy：TCS）は，FIT陽性者に対する精検モダリティとして広く活用されていますが，大腸がん検診の最初の検査法としては，いまだ導入に至っていません．TCSについては，死亡率減少効果をエンドポイントとしたランダム化比較試験（randomized controlled trial：RCT）が，日本のAkita pop-colon trial[1]を含め，現在国内外で5つ進行中であり（**表5-1**）[1〜5]，それらの結果によっては，対策型検診へのTCS導入が検討されることになります．

II FIT・全大腸内視鏡検査以外の大腸検査法

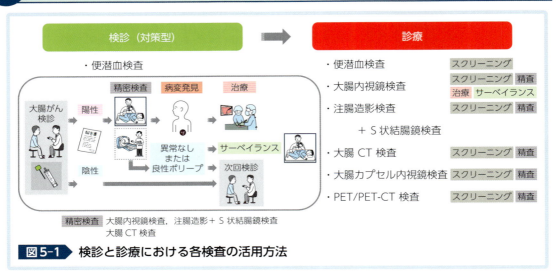

図 5-1 検診と診療における各検査の活用方法

表 5-2 便潜血検査以外の大腸がん検診のまとめ

検査法	利点	課題
大腸内視鏡検査	全大腸の直接観察が可能で精度が高く，直接的な観察とポリープ切除が可能	死亡率減少効果を示す RCT の結果待ち，費用対効果，大腸内視鏡キャパシティ
血液バイオマーカー	非侵襲的で負担が少なく多数に対応可能，大腸癌以外のリスクも判定可能	感度や特異度が低く，確定診断には不向き．検診としてのエビデンスなし
便バイオマーカー	非侵襲的で自己採取が可能，FIT と同時測定も可能	感度や特異度が不十分で高額，多量の便検体が必要
大腸 CT 検査	非侵襲的で大腸の詳細な画像を取得可能	放射線被曝のリスクあり，死亡率減少効果のエビデンスなし
大腸カプセル内視鏡検査	非侵襲的で自宅での実施が可能	コストが高く，カプセルの排出に問題が生じることあり．死亡率減少効果のエビデンスなし

　診療では，FIT と TCS 以外の大腸の検査法として，注腸造影検査，大腸 CT 検査，大腸カプセル内視鏡検査，PET/PET-CT 検査などを選択することが可能ですが（図 5-1），いずれも大腸がん検診の最初の検査法としては，死亡率減少効果（有効性）のエビデンスがなく，さらに感度・特異度，費用対効果の面で適当ではありません（表 5-2）．

III その他のバイオマーカー

近年，これらのモダリティに加えて，各種血液バイオマーカー，便DNA検査，腸内細菌叢などの大腸がん検診への応用を目指した開発研究が進められています．このようなバイオマーカーは，大腸癌の早期発見・診断に加え，治療効果や予後・再発の予測など，幅広い応用が期待されています．

1. 糞便ベースのバイオマーカー

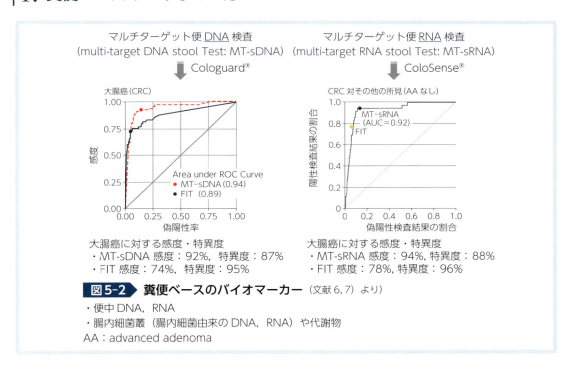

図5-2 糞便ベースのバイオマーカー (文献6, 7) より)
・便中DNA, RNA
・腸内細菌叢（腸内細菌由来のDNA, RNA）や代謝物
AA：advanced adenoma

糞便のバイオマーカーとしては，便中のDNAやRNA，腸内細菌叢や代謝物が用いられます．腸管内に存在する病変から剥離，脱落した細胞や核酸，または病変と相互作用しうる代謝産物を測定する方法です．そのなかで，マルチターゲット便DNA検査（multi-target DNA stool Test：MT-sDNA）とマルチターゲット便RNA検査（multi-target RNA stool Test：MT-sRNA）が代表的な検査方法です（**図5-2**)[6,7]．

MT-sDNAはFIT-DNAとも呼ばれ，米国ではCologuard®として承認されています[6]．これはFITに加え，*KRAS*遺伝子の変異と，*NDRG4*および*BMP3*遺伝子のプロモーター領域のメチル化（および内在性コントロールとしての*β-*アクチン）を検出する検査法です．この検査はFITと比べるとかなり高額な検査です．MT-sDNAを3年ごとに行い，FITと同等の検診受診率と仮定した場合は，FITよりも費用対効果が低いものの，FITと比べ1.7

倍以上の検診受診率である場合には，費用対効果が高い可能性が報告されています[8]．

一方，MT-sRNAについてはColoSense®として米国FDAより承認されています[7]．Barnellらは，ソーシャルメディアプラットフォームを通じて募集された参加者8,920人を対象としてTCSに先立って便サンプルを採取し，FIT，8種類のRNA転写物濃度，喫煙歴を組み込んだMT-sRNAを実施し，大腸癌およびadvanced adenomaに対する高い検出感度（各々94%，46%）を報告しました．

2. 血液ベースのバイオマーカー

表5-3 主な血液ベースのバイオマーカー

- SEPT9（Epi proColon®）
- ColonSentry®：7-gene panel（*ANXA3*, *CLEC4D*, *LMNB1*, *PRRG4*, *TNFAIP6*, *VNN1* and *IL2RB*）
- AminoIndex®：AICS
- ctDNA（circulating tumor DNA）
- microRNA：miRNA, etc

表5-4 SEPT9検査の診断精度（文献9）より）

大腸癌に対する診断精度
- SEPT9 感度：74.8%，特異度：87.4%
- ColonSentry® 感度：72%，特異度：70%

大腸癌（Stage Ⅱ/Ⅲ）の再発予測マーカーとして診断精度
- ctDNA（2種）の感度：63%，特異度：91.5%

SEPT9	感度	特異度
Colorectal cancer	74.8%（101/135）	87.4%（298/341）
Colorectal cancer + high-grade dysplasia	70.1%（110/157）	89.3%（285/319）
Colorectal cancer + advanced adenomas	56.6%（124/219）	92.2%（237/257）
Colorectal cancer + adenomas	44.7%（136/304）	95.3%（164/172）
Adenomas	20.7%（35/169）	
Advanced adenomas	27.4%（23/84）	

他方，血液のバイオマーカー（表5-3）としては，米国で承認が得られているSEPT9（Epi proColon®）[9]やColonSentry®[10]，日本で実用化されているアミノインデックス®がんリスクスクリーニング（AminoIndex® Cancer Screening：AICS）[11]などがあります．その他，circulating tumor DNA（ctDNA）[12]，マイクロRNA（miRNA）などについては多数の報告がありますが，いずれも実用化の段階には至っていません．

SEPT9検査は，血漿中のSEPT9のDNAメチル化を検出する検査方法で，大腸癌では高いDNAメチル化頻度を示します．FDA（米国食品医薬品局）は，ガイドラインで推奨され

ているスクリーニング検査を拒否した平均リスク集団に対する補助的な検査としてSEPT9を承認していますが，一次スクリーニングとしては不十分と考えられています．TCSを目的に総合病院を受診した，比較的リスクの高い集団を対象としたSEPT9の検討では，大腸癌に対する感度は74.8%，特異度は87.4%と報告されています（**表5-4**)[9]．

ColonSentry® は，血液におけるANXA3, CLEC4D, LMNB1, PRRG4, TNFAIP6, VNN1およびIL2RBの発現量を測定します．独立したblind test setでのColonSentry®の大腸癌に対する感度は72%，特異度は70%という報告があります[10]．これも高リスク集団または癌症例を対象とした症例対象研究です．

アミノインデックス®がんリスクスクリーニング（AICS）は，血中アミノ酸の変化をスコア化し，複数の癌に対するリスクを予測する検査法です[11]．AICSは，単独では大腸癌に対する一次スクリーニングとして高い感度を示すわけではなく，多種の癌に対するスクリーニングを同時に行うという点に着目すべき検査方法です．

circulating tumor DNA（ctDNA）は腫瘍から漏れ出す腫瘍DNAです．癌細胞が免疫等によって破壊されたり，アポトーシスを起こしたりすることにより，血中に漏れ出した循環腫瘍細胞（circulating tumor cell：CTC）が何らかの影響によって血中で破壊されることにより，癌細胞のゲノムDNAが血中に漏出します．このDNAをctDNAと呼び，バイオマーカーとしての応用が期待されています[12]．

現時点でctDNAに関しては，スクリーニングよりも大腸癌の予後予測や治療応答，転移予測，再発予測についての研究が多く報告されています．

今後，新規バイオマーカーの研究においては，FITとの比較に加えて，大腸癌以外の癌とのスクリーニングを同時に行うことが可能かどうかなど，包括的な視点が求められていくと考えられます．どのようなプラットフォームで開発し，どの程度のリスク集団に対して，どのように臨床応用していくかなど，検討すべき内容は非常に多いのが実情です．

文献・参考website

1) Saito H, et al：Efficacy of screening using annual fecal immunochemical test alone versus combined with one-time colonoscopy in reducing colorectal cancer mortality：the Akita Japan population-based colonoscopy screening trial（Akita pop-colon trial）. Int J Colorectal Dis 2020；35：933-939
2) Quintero E, et al：Colonoscopy versus fecal immunochemical testing in colorectal-cancer screening. N Engl J Med 2012；366：697-706
3) Kaminski MF, et al：The NordICC Study：rationale and design of a randomized trial on colonoscopy screening for colorectal cancer. Endoscopy 2012；44：695-702
4) Dominitz JA, et al：Colonoscopy vs. fecal immunochemical test in reducing mortality from colorectal cancer（CONFIRM）：rationale for study design. Am J Gastroenterol 2017；112：1736-1746
5) Fritzell K, et al：Gender, having a positive FIT and type of hospital are important factors for colonoscopy experience in colorectal cancer screening—findings from the SCREESCO study. Scand J Gastroenterol 2020；55：1354-1362
6) Imperiale TF, et al：Multitarget stool DNA testing for colorectal-cancer screening. N Engl J Med 2014；370：1287-1297
7) Barnell EK, et al：Multitarget stool RNA test for colorectal cancer screening. JAMA 2023；330：1760-

1768

8) Ladabaum U, et al：Comparative effectiveness and cost effectiveness of a multitarget stool DNA test to screen for colorectal neoplasia. Gastroenterology 2016；151：427-439.e6
9) Jin P, et al：Performance of a second-generation methylated SEPT9 test in detecting colorectal neoplasm. J Gastroenterol Hepatol 2015；30：830-833
10) Marshall KW, et al：A blood-based biomarker panel for stratifying current risk for colorectal cancer. Int J Cancer 2010；126：1177-1186
11) Mikami H, et al：A multicentre clinical validation of AminoIndex Cancer Screening（AICS）. Sci Rep 2019；9：13831
12) Musher BL, et al：Evaluation of circulating tumor DNA for methylated BCAT1 and IKZF1 to detect recurrence of stage Ⅱ/stage Ⅲ colorectal cancer（CRC）. Cancer Epidemiol Biomarkers Prev 2020；29：2702-2709

（松田尚久，高丸博之）

第6章

大腸がん検診（便潜血検査）の二次検査
1 大腸内視鏡検査

I 日本における対策型大腸がん検診

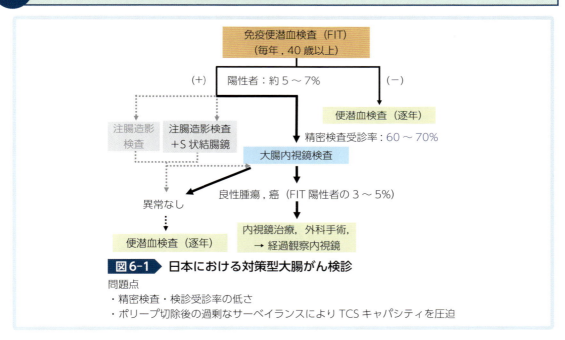

図6-1 日本における対策型大腸がん検診
問題点
・精密検査・検診受診率の低さ
・ポリープ切除後の過剰なサーベイランスによりTCSキャパシティを圧迫

　本邦における対策型大腸がん検診では，免疫便潜血検査（fecal immunochemical test：FIT）が最初の検診モダリティとして使用され，全大腸内視鏡（total colonoscopy：TCS）は，FIT陽性者に対する精検の主要なモダリティに位置づけられています（図6-1）．

　TCSは，腸管内を直接観察して病変を早期発見でき，かつ発見した病変の切除も行えるという利点を有しています．一方で，腸管前処置から内視鏡手技に至るまで，ある程度の侵襲を伴うため安全性に注意を要します．また，検診受診者における受容性の問題も重要で，苦痛のないTCSの提供を通じて，検査に対する心理的な抵抗を軽減することは，精検受診率を上げるうえで重要となります．

　また，TCSがその効果を最大限発揮するためには，質の高い検査が行われる必要があります．TCSの客観的な質の指標の代表的なものに，盲腸到達率，腸管洗浄度，腺腫検出割合な

どがありますが，欧米の内視鏡学会は，各々の指標について，目標とすべき基準値，最低限クリアすべき水準を定めています．本邦でも，今後これらの質の指標について，目標水準の設定を含めて議論されることが求められます．

検査の質を担保する意味では，TCS を担当する医師についても何らかの規定が望まれ，2022 年より日本消化器内視鏡学会では，「消化管内視鏡スクリーニング認定医制度」が立ち上げられました．精検あるいは検診モダリティとして TCS を大腸がん検診において有効活用することは医療経済の観点からも優れていると考えられ，限られた医療資源である大腸内視鏡検査をいかに上手に使用していくか，今後も議論を継続していく必要があります．

II 対策型大腸がん検診における大腸内視鏡検査の位置づけ

1. 日本の対策型大腸がん検診の成績

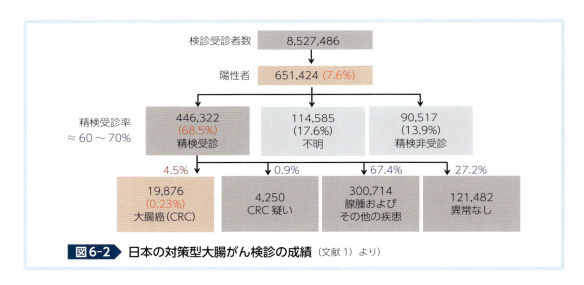

図6-2 日本の対策型大腸がん検診の成績（文献 1）より）

厚生労働省からの地域保健・健康増進事業報告（2016 年）によると，対策型検診としてFIT を受診した 8,527,486 人のうち，651,424 人（7.6％）が FIT 陽性と判定され精検 TCS が勧められましたが，実際に精検 TCS を受診したのは 446,322 人（68.5％）でした．同年の検診プログラムでは 19,876 人に大腸癌が認められ，大腸癌検出割合は 0.23％と報告されています（図 6-2）[1]．

注目すべき点は，精検受診率が 70％に満たないということに加え，精検 TCS では，前癌病変と考えられる腺腫性ポリープを高率に認めるということです．病変を認めなかった人の割合は 27.2％にとどまっていることがわかります．

腺腫性ポリープは内視鏡治療にて根治可能であり，内視鏡的ポリープ切除は，その後の大腸癌の発生を抑制すること（大腸癌の予防効果）が証明されています．したがって，FIT 陽

性者に占める大腸癌の発見割合が3～5％とさほど高くないことで，精検TCSの意味合いを軽視することは完全に誤りであり，大腸がん検診の一連のプロセスにおける精検TCSの重要性を，検診受診者に対して事前にしっかりと伝えておくことが大切です．

2.「検診発見癌」の60％は早期癌

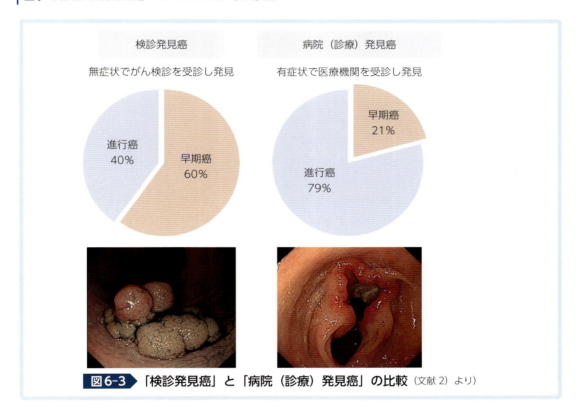

図6-3 「検診発見癌」と「病院（診療）発見癌」の比較 (文献2) より)

実際に検診で発見される大腸癌の約60％が早期癌であるのに対して，有症状で発見される大腸癌の約80％は進行癌であること，症状が出てからの発見では約半数が大腸癌で命を落としますが，検診発見癌のほとんどは助かることを広く伝える必要があります（図6-3）[2]．

3. 大腸がん検診における精検受診率

表6-1 大腸がん検診における精検受診率（2021年）
（文献1）．福井県健康管理協会　松田一夫先生より）

2021年	40〜49歳	50〜59歳	60〜69歳	40〜69歳	70〜79歳	80歳以上	全年齢
個別検診 (4,734,530人)	62.1	66.4	70.2	67.7 ⎤	70.0	55.9	65.4%
集団検診 (3,096,356人)	67.6	71.5	75.8	73.2 ⎦*	78.8	74.0	75.6%
男性 (3,093,696人)	61.3	62.8	68.5	66.2 ⎤	70.7	62.6	67.3%
女性 (4,737,191人)	65.8	71.8	76.2	72.7 ⎦*	75.5	58.1	70.5%
合計	64.3	68.3	72.5	69.9	73.0	60.5	68.9%

＊$P<0.001$

　また，年齢，性別，検診形態別の精検受診率をみると，50歳未満の若年層と80歳以上の高齢者，特に男性における精検受診率が低いことが報告されています（**表6-1**）．さらに，年齢と性別を問わず個別検診での精検受診率が低く，かかりつけ医の先生方への協力要請が必要かもしれません．併せて，職域検診における精検受診率が極めて低いことも報告されており，大腸がん検診は単にFITを受ければよいということではなく，FIT陽性を指摘された際には精検TCSが必須であることを，正しく国民に普及啓発していくことが重要です．

4. FIT陽性者はなぜ精検TCSを受診しないのか

　他方，FIT陽性者がなぜ精検TCSを受診しないのか？　その原因について把握しておくことも大切です．BRAVE CIRCLEが2017年に実施した全国インターネット調査のデータを紹介します（**図6-4**）[3]．

　全国47都道府県（40〜79歳）の14,046人の調査であり，FIT陽性を指摘されながら精検TCSを受診しなかった1,948人（男性：1,106人，女性：842人）が対象となっています．男女別にみると，非受診理由に若干の差異を認めますが，①自覚症状がない，②費用がかかる，③いつでも医療機関で診察を受けられる，といった理由が上位にランクされました．その他，TCSに対する不安（恐怖心）や時間的余裕がない，病気を指摘されたらどうしよう，といった回答が多く寄せられています．精検受診率の向上を目指し，今後その対策を立てるうえで貴重なデータと考えています．

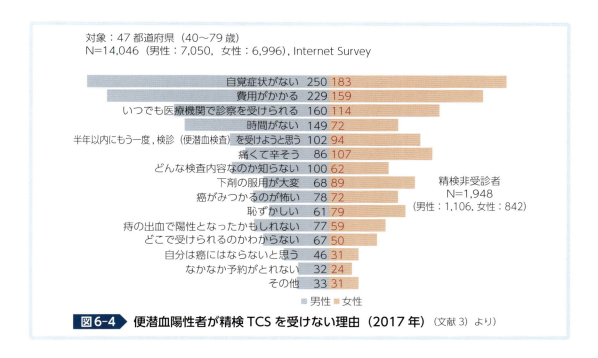

図6-4 便潜血陽性者が精検TCSを受けない理由（2017年）（文献3）より）

III 精検TCS受診率向上に向けて

表6-2 精検受診率向上のための対策（文献3）より）

- 国民に対する教育・啓発の強化
  検診発見大腸癌：60%が早期癌
  診療発見癌（有症状）：80%が進行癌
  症状が出てからの発見では半数近くが亡くなるが，検診発見癌のほとんどは助かる
- 情報の提供
  精検TCSの受診が可能な施設や内視鏡医の紹介，予約方法や待ち状況の案内（医師会の協力），ポリープ切除の可否，鎮静の有無，腸管洗浄剤の種類と方法（在宅法か院内法か），費用面などの情報提供を積極的に行う

　精検受診率を向上させるためには，国民に対して大腸がん検診の意義をより丁寧に説明し，その普及啓発に注力する必要があります．具体的には，検診で発見される大腸癌の約60%が早期癌であるのに対して，有症状で発見される大腸癌の約80%は進行癌であること，症状が出てからの発見では約半数が大腸癌で命を落としますが，検診発見癌のほとんどは助かることを広く伝える必要があります（**表6-2**）[3]．

1. 精検受診率向上の重要性

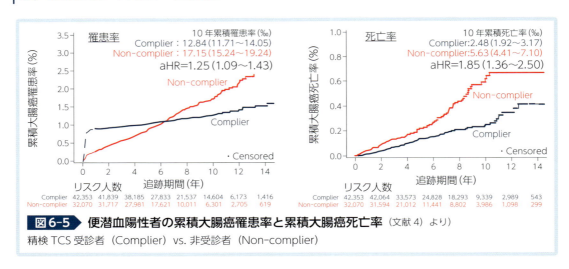

図6-5 便潜血陽性者の累積大腸癌罹患率と累積大腸癌死亡率 (文献4) より)
精検TCS受診者 (Complier) vs. 非受診者 (Non-complier)

　近年，FIT陽性者を対象とした研究が数多く行われています．Gastroenterology誌に掲載されたZhuらの報告を紹介します[4]．この研究は，FIT陽性者を精検TCS受診者群（Complier群：42,353例）と精検TCS非受診者群（Non-complier群：32,070例）とに分け，10年間の累積大腸癌罹患率および累積大腸癌死亡率を比較した前向きコホート研究です．

　大腸癌罹患と死亡のハザード比（HR）を，それぞれCox比例回帰モデルとFine-Gray回帰モデルを用いて算出すると，10年間の累積罹患率および死亡率は，精検TCS非受診者群では1,000例当たり17.15例および5.63例であったのに対し，精検TCS受診者群では各々12.84例および2.48例でした．その結果，大腸癌罹患リスクおよび大腸癌死のリスクは，精検TCS非受診者群では精検TCS受診者群に比べて各々1.25倍，1.85倍高いことが示されました（**図6-5**）．

2. 精検受診率低下により遠位大腸癌の死亡リスクが増加する

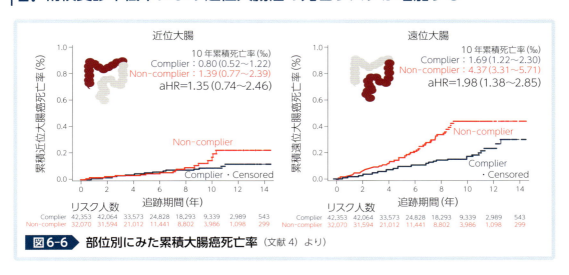

図6-6 部位別にみた累積大腸癌死亡率 (文献4) より)

さらに，大腸癌の発生部位を近位大腸（盲腸〜横行結腸）と遠位大腸（下行結腸〜直腸）に分けて，累積大腸癌死亡率を両群間で比較すると，精検TCS非受診者群で遠位大腸癌の死亡リスクが1.98倍増加することが明らかとなりました（**図6-6**)[4]．近位大腸癌の死亡リスクに有意差が出なかった理由として，FIT陰性の大腸癌が近位大腸に多く存在することが示唆されます．

3. 腺腫検出割合（ADR）

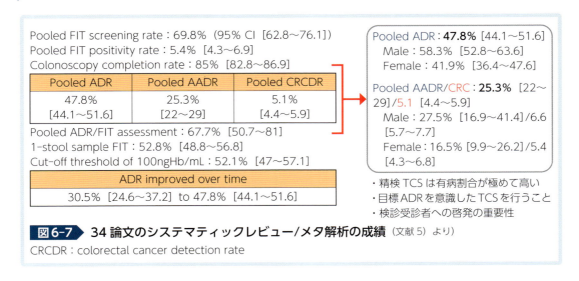

図6-7 34論文のシステマティックレビュー/メタ解析の成績 (文献5) より)
CRCDR : colorectal cancer detection rate

また，腺腫検出割合（adenoma detection rate：ADR）は，TCSの客観的な質の指標の

一つとして重要視されていますが，FIT陽性者は有病割合が高いため，目標とするADR値はスクリーニングTCSとは別に考えるべきです．

　Gastrointest Endosc（GIE）誌に掲載されたMohanらの34の論文を集めたシステマティックレビュー/メタ解析の成績を紹介します（**図6-7**）[5]．米国ASGE guidelinesでは，50歳以上のスクリーニングTCS対象者における目標ADR値は25%（男性：30%，女性：20%）と設定されていますが[6]，メタ解析の結果から，FIT陽性者においては47.8%（男性：58.3%，女性：41.9%）と高いADR値が算出されています．さらに，advanced adenoma detection rate（AADR）は25.3%，大腸癌は5.1%という数値が報告され，FIT陽性者に対する精検TCS施行時の目標値として，大いに参考になるデータであると考えられます．

文献・参考website

1) 地域保健・健康増進事業報告：https://www.mhlw.go.jp/toukei/list/32-19.html（2024年6月閲覧）
2) 厚生労働省：大腸がん集団検診の組織化に関する研究．厚生労働省がん研究助成金による研究報告集
3) ブレイブサークル大腸がん撲滅キャンペーン：https://www.bravecircle.net/（2024年6月閲覧）
4) Zhu Y, et al：Nonadherence to referral colonoscopy after positive fecal immunochemical test results increases the risk of distal colorectal cancer mortality. Gastroenterology 2023；165：1558-1560.e4
5) Mohan BP, et al：Pooled rates of adenoma detection by colonoscopy in asymptomatic average-risk individuals with positive fecal immunochemical test：a systematic review and meta-analysis. Gastrointest Endosc 2022；96：208-222.e14
6) Rex DK, et al：Quality indicators for colonoscopy. Am J Gastroenterol 2015；110：72-90

〈松田尚久，関口正宇〉

Q8 大腸ポリープがあった場合，大腸内視鏡は毎年しなければならないでしょうか？

Answer
日本消化器内視鏡学会のガイドラインで，発見されたポリープの個数や大きさによってサーベイランス間隔が推奨されています．

日本消化器内視鏡学会が2020年に発刊した「大腸内視鏡スクリーニングとサーベイランスガイドライン」の内容を図6-8[1]に示しました．

大腸内視鏡検査を受けたあと，腫瘍性病変が認められなかった場合には，免疫便潜血検査による大腸がん検診が推奨されます．5〜10年後に大腸内視鏡も考慮します．

腺腫が発見され，切除した場合，2個以内では3〜5年後，3〜9個では3年後，10個以上やadvanced neoplasiaでは1〜3年後の大腸内視鏡検査が推奨されています．ただし，発見されたポリープが腺腫10個以上，20 mm以上の腺腫，癌のいずれかの場合は，1年後の大腸内視鏡検査が推奨されています．分割切除で局所再発のリスクがある場合などは6ヵ月後の検査になります．

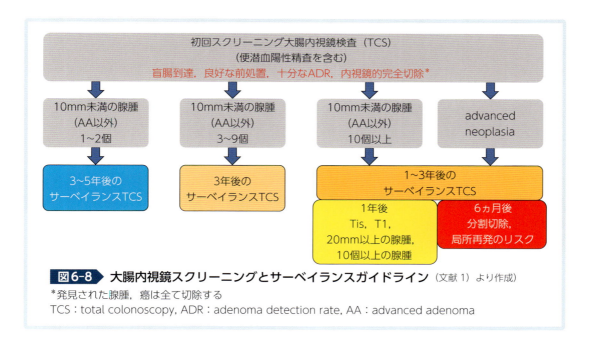

図6-8 大腸内視鏡スクリーニングとサーベイランスガイドライン（文献1）より作成）

*発見された腺腫，癌は全て切除する
TCS：total colonoscopy, ADR：adenoma detection rate, AA：advanced adenoma

文献・参考website
1) 斎藤豊，他：大腸内視鏡スクリーニングとサーベイランスガイドライン．Gastroenterol Endosc 2020；62：1521-1560

（間部克裕）

第6章

大腸がん検診（便潜血検査）の二次検査
2 大腸CT検査（CT colonography）

I 二次検査としての大腸CT検査の精度

表6-3 二次検査としての大腸CT検査の精度（文献1, 2）より）

通常用量（2,000 mL）前処置による大腸CT検査[1]の精度				
	感度	特異度	陽性的中率	陰性的中率
≧6 mm	88%	92%	80%	96%
≧10 mm	92%	99%	92%	99%
低用量（800 mL）前処置による大腸CT検査[2]の精度				
	感度	特異度	陽性的中率	陰性的中率
≧6 mm	90%	93%	82%	96%
≧10 mm	91%	99%	93%	98%

日本の消化器内視鏡専門医の診断をリファレンススタンダードとした場合

　大腸CT検査は大腸腫瘍性病変の検出が可能な二次検査であり，また任意型検診としても活用されています．大腸癌や10 mm以上の大腸ポリープの大腸CT検査の検出感度・特異度は大腸内視鏡検査に匹敵します．ただし，6～9 mmの大腸ポリープや表面型病変の検出感度は内視鏡検査に比べてやや低くなります[1,2]．

　大腸CT検査は腸管洗浄剤の用量を低減できる特徴があります．腸管内の残渣が経口造影剤と均一に混ざることで（タギング），腸管内に残渣が残っていても精度が高い検査が可能となります．表6-3のように，腸管洗浄剤を内視鏡検査の半量以下で大腸CT検査を実施した場合でも，通常用量前処置で実施した大腸CT検査と同等の精度が得られます．

II 二次検査としての大腸CT検査の対象者

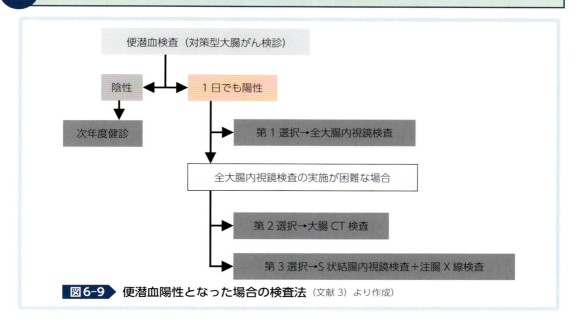

図6-9 便潜血陽性となった場合の検査法 (文献3) より作成)

　日本では40歳以上の住民を対象に（逐年）免疫便潜血検査2日法による対策型大腸がん検診が実施されています．便潜血検査が1日でも陽性となった場合には，精密検査が必要となります．「大腸がん検診マニュアル―2021年度改訂版―」に記されているとおり，精密検査の第1選択は全大腸内視鏡検査です[3]．大腸CT検査は精密検査の代替検査法として明記されています（図6-9）．大腸CT検査は，他の検査で大腸悪性腫瘍が疑われる患者に対して，2012年に撮影加算として保険適用となり，2016年には「年齢や腸管前処置に対する負担，あるいは精神的・時間的負担などを理由に大腸内視鏡検査の実施が困難な場合には，大腸CT検査，またはS状結腸鏡検査および注腸X線検査の併用法のいずれかを実施することが妥当である」という提言が日本消化器がん検診学会から出されました[4]．

　厚生労働省のNDBデータ（図6-10）[5]をみると，日本消化器がん検診学会が「大腸内視鏡検査の実施が困難な場合には，大腸CT検査を実施することが妥当である」という提言を出した2016年以降，大腸CT検査の実施件数が増加していることがわかります．大腸CT検査は人間ドックなどの任意型検診などで実施されることが多く，実際にはこの件数よりかなり多いものと予想されます．

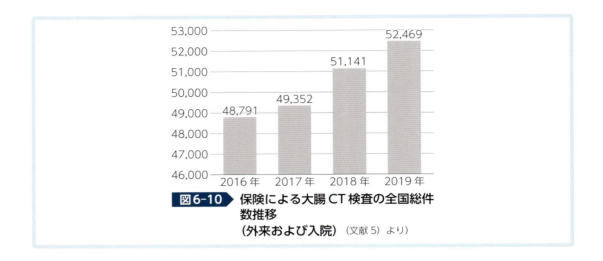

図6-10 保険による大腸CT検査の全国総件数推移（外来および入院）（文献5）より）

III 大腸CT検査の腸管前処置と被曝線量

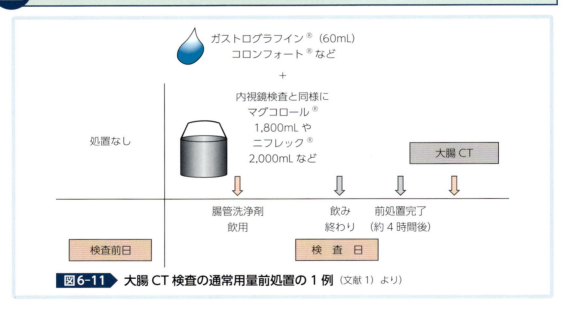

図6-11 大腸CT検査の通常用量前処置の1例（文献1）より）

　大腸CT検査は大腸内視鏡と異なり腸管内残渣（残液）を吸引することができません．腸管内残渣は腸管壁や大腸腫瘍とCT値が近似しているため，腸管洗浄するだけでは，腸管内残液内に埋没した病変を見逃してしまう可能性があります．そこで，腸管洗浄剤と造影剤を組み合わせる必要があります．腸管内で造影剤と残渣が混ざることで，残渣を標識（タグづけ），つまりCT画像において残渣を白く表示することができます．この原理でCT値に差が生じるため，大腸腫瘍と腸管内残渣の区別が可能となります．この手法はタギングと呼ばれています．

　腸管前処置で使用する腸管洗浄剤の量は大腸内視鏡に準じた量を使用することが，従来の

大腸CT検査では一般的でした．例えば，本邦初の多施設共同臨床試験 Japanese National CT Colonography Trial（JANCT）に採用された腸管前処置法として PEG-C 法が挙げられます（図 6-11）[1]．この方法は検査当日に少量の水溶性造影剤と合わせて 2,000 mL の腸管洗浄剤を服用する方法です．すぐれた洗浄効果とタギング効果が得られ，読影も比較的容易です．ただし，検査受診者の負担は少なくありません．

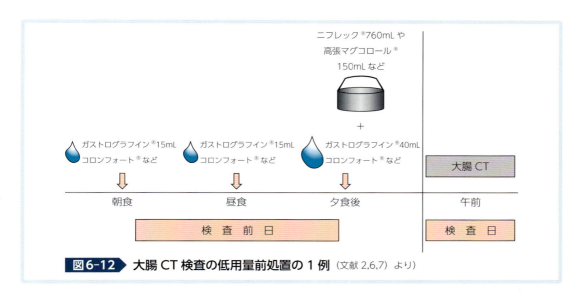

図6-12 ▶ 大腸CT検査の低用量前処置の1例（文献 2,6,7 より）

多施設共同臨床試験 JANCT に続いて本邦の多施設共同臨床試験 UMIN6665 で実施された腸管前処置法の低用量 PEG-CM 法は（図 6-12）[2,6,7]，腸管前処置の服用量を従来の大腸精密検査の半分以下に軽減した試験で，従来の腸管前処置と同等な検出率でした．ただし，診断の際に高度な読影技術が診断医に要求されます．現在，ディープラーニングを応用した大腸CT検査の人工知能（AI）診断の開発が進められており[8]，こうした読影技術の問題は近い将来解決される可能性があります．また，大腸CT検査の質を担保するためには，検査を担当する医師や診療放射線技師によって精度のばらつきが生じないようにするための検査の標準化が必須です．エビデンスに基づいた標準的な検査手技と読影法に基づいた大腸CT検査を実施するためには，日本消化器がん検診学会の「大腸CT検査技師認定制度」[9]の活用が有用です．

　大腸CT検査は大腸がん検診の二次検査として行う目的上，低線量あるいは超低線量で撮影されなければいけません．Boellaard によると大腸CT 1検査当たり平均総実効線量は 4.4 mSv と一般のCT検査に比べて十分に低いと報告されています[10]．被曝線量を下げても画質を担保するために逐次近似（応用）再構成法を使用することも有用です[11]．精密検査としての大腸CT検査はきれいな画像を得る必要はなく，6 mm 以上の大腸腫瘍性病変を拾い上げられるだけの画質が得られればよいことに留意すべきです．

大腸 CT 検査の費用

　保険適用があれば，大腸 CT 検査は保険で実施することができます．診療報酬点数として大腸 CT 撮影加算があり，64 列以上の CT 装置で 620 点，16 列の CT 装置で 500 点が加算されます．大腸 CT 検査では 1,860 円（3 割負担）から 620 円（1 割負担）程度が，通常の腹部 CT 検査に比べて患者負担が加わります（総額で 7,110 円から 2,370 円程度）．

　日本の大腸癌の年齢調整死亡率が高止まりしているのは，低迷している検診受診率や精検受診率などが原因として挙げられています．大腸がん検診における二次検査の第 1 選択は全大腸内視鏡検査ですが，その実施が困難な場合には大腸 CT 検査を柔軟に活用することも求められています．

 ## ソーシャルディスタンスが保たれる全大腸検査法

表 6-4 ソーシャルディスタンスが保たれる全大腸検査：パンデミックにおける大腸 CT 検査の役割（文献 14）より）

パンデミック下における大腸 CT 検査の有用性
1. 全大腸内視鏡検査に次いで，全大腸を精度高く検査することが可能
2. 入院を必要とする腸管穿孔や鎮静薬による有害事象などのリスクが少ない
3. 鎮静薬を使用しないために，同行や送迎のための付き添い人の必要がないため来院数を抑えることができる
4. 検査が短時間で院内の滞在時間が短い
5. 検査を担当する医療スタッフが少人数で済む
6. 午前中の早い時間から実施ができ，スケジュール調整が容易

　世界保健機関（WHO）が COVID-19 のパンデミックを宣言した 2020 年 3 月以降，欧米や日本では大腸検査の実施が著しく減少したことが報告されています[12,13]．英国では 2020 年 4 月は前年度に比べて，大腸内視鏡検査の実施件数が 9 割以上減少し，これにより 2020 年の 4〜10 月の 7 ヵ月間で 3,500 人以上もの国民が診断や治療の機会を逃したと報告しています[12]．日本でも大腸検査の実施件数の減少に伴う診断および治療が遅れたことによって，パンデミック以前と比較し，早期大腸癌の発見が減少し（ステージ 0〜Ⅱ の症例が 3 割以上減少），進行大腸癌が有意に増加した（ステージ Ⅲ が 68％増加）ことが判明しています[13]．

　全大腸内視鏡検査は医療機関内での滞在時間が長く，鎮静薬を使用した場合には付き添いが必要となるなど，ソーシャルディスタンスを保つことが困難で検査数に制限が生じていました．このような状況下で，安全，かつソーシャルディスタンスを保てる全大腸検査として大腸 CT 検査が全大腸内視鏡検査を補完する方法として推奨されています[14]．この推奨のなかでパンデミックにおける大腸 CT 検査の有用性は**表 6-4** のように挙げられています[14]．

大腸内視鏡検査は精度が高く，診断と同時に治療も可能な最も優れた大腸検査法ではありますが，内視鏡検査の実施が困難な場合には，代替法として大腸CT検査を柔軟に活用する必要性がCOVID-19のパンデミックで明らかになりました．

文献・参考website

1) Nagata K, et al：Accuracy of CT colonography for detection of polypoid and Nonpolypoid neoplasia by gastroenterologists and radiologists：A Nationwide Multicenter Study in Japan. Am J Gastroenterol 2017；112：163-171
2) Utano K, et al：Diagnostic performance and patient acceptance of reduced-laxative CT colonography for the detection of polypoid and non-polypoid neoplasms：A Multicenter Prospective Trial. Radiology 2017；282：399-407
3) 日本消化器がん検診学会　大腸がん検診精度管理委員会：大腸がん検診マニュアル—2021年度改訂版—．日消がん検診誌 2022；60：385-536
4) 日本消化器がん検診学会　大腸がん検診精度管理委員会：精密検査の手法として大腸CT検査の位置づけおよび必要条件と課題．日消がん検診誌 2016；54：425-441
5) 厚生労働省NDBデータ：https://www.mhlw.go.jp/ndb/opendatasite/（2024年6月閲覧）
6) 永田浩一，他：大腸3D-CTにおける低用量腸管前処置法—臨床応用を検討した preliminary study—．日消がん検診誌 2012；50：508-519
7) 永田浩一，他：大腸CTを用いた大腸がん検診．臨消内科 2014；29：1337-1346
8) 大腸CT検査における人工知能診断の開発研究：https://www.fmu.ac.jp/univ/sangaku/data/koukai_r02/2019-177.pdf（2024年8月閲覧）
9) 大腸CT検査技師認定制度：https://www.jsgcs.or.jp/authorization/daichouct/index.html（2024年8月閲覧）
10) Boellaard TN, et al：Effective radiation dose in CT colonography：is there a downward trend？ Acad Radiol 2012；19：1127-1133
11) Nagata K, et al：Evaluation of dose reduction and image quality in CT colonography：comparison of low-dose CT scans with iterative reconstruction and routine-dose CT scans with filtered back projection．Eur Radiol 2015；25：221-229
12) Morris EJA, et al：Impact of the COVID-19 pandemic on the detection and management of colorectal cancer in England：a population-based study. Lancet Gastroenterol Hepatol 2021；6：199-208
13) Kuzuu K, et al：Gastrointestinal cancer stage at diagnosis before and during the COVID-19 pandemic in Japan. JAMA Netw Open 2021；4：e2126334
14) Moreno CC, et al：CT colonography's role in the COVID-19 pandemic：a safe(r), socially distanced total colon examination. Abdom Radiol（NY）2021；46：486-490

〈永田浩一，遠藤俊吾，大平弘正〉

第6章

大腸がん検診（便潜血検査）の二次検査
3 大腸カプセル内視鏡

I 機種

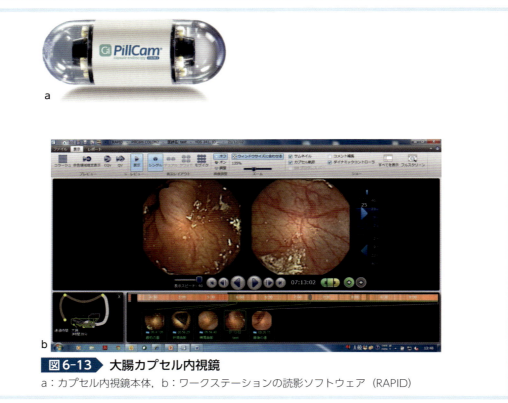

図6-13 大腸カプセル内視鏡
a：カプセル内視鏡本体，b：ワークステーションの読影ソフトウェア（RAPID）

　従来の大腸検査（大腸内視鏡，注腸造影，CT colonography）は全て経肛門的アプローチでしたが，大腸カプセル内視鏡は唯一経口内服で行う大腸検査法です．

　2024年7月現在，本邦で発売されている大腸カプセル内視鏡はコヴィディエンジャパン/メドトロニックのPillCam COLON 2で，大きさ31.5 mm×11.6 mm，重さ2.9 gの両端にカメラがついた2ヘッドのカプセル内視鏡です（**図6-13a**）．172°（2ヘッドで全方位に近い344°）の視野角をもち，有効視程距離は30 mm，最小検出対象は0.1 mm，標準駆動時間は10時間以上（最大16〜17時間）です．小型で携帯できるデータレコーダ（DR3）

にはリアルタイムモニターが付いており，撮影している画像をリアルタイムに確認できます．また，DR3とカプセル内視鏡がセンサアレイやセンサベルトを介して双方向無線通信を行うことで，カプセルからの画像から移動量を判定し，撮像速度を両カメラ合わせて毎秒4枚または毎秒35枚に変換するフレームレート調整（adaptive frame rate：AFR）機能を有しています．つまり，カプセル内視鏡が速く移動する際は撮像速度も速くし，見落としを防ぎます．

　撮像速度については，カプセル内視鏡の動作開始後180秒（3分）間は毎秒4枚，小腸検出までは毎分14枚，小腸検出後AFR機能が作動するまでは毎分48枚，AFR機能作動開始以降は毎秒4枚または毎秒35枚であるが，ワークステーションの読影ソフトウェア（Reporting And Processing of Images and Data：RAPID，**図6-13b**）上では動作開始3分後からAFRが作動するまでの撮像データは削除され読影できません．小腸の検出は絨毛の自動認識により行われ，AFRが作動するタイミングは検査によって不規則です．リアルタイムビューで小腸と認識し，AFRが自動で作動していない場合は，手動でAFRを強制作動させてもよいです．また，大腸だけではなく，食道，胃，十二指腸，上部空腸も画像読影したい場合は，動作開始直後に手動でAFRを作動させてからカプセル内視鏡を内服させてもよいのですが，バッテリーが消耗し，全大腸を撮像できなくなる危険性があるので注意が必要です[1]．

II 保険適用

　カプセル内視鏡の保険適用は2014年1月に「大腸内視鏡検査が必要であり，大腸ファイバースコピーを実施したが，腹腔内の癒着等により回盲部まで到達できなかった患者に用いた場合」，「大腸内視鏡検査が必要であるが，腹部手術歴があり癒着が想定される場合等，器質的異常により大腸ファイバースコピーが実施困難であると判断された患者に用いた場合」に限り承認されました．器質的異常には潰瘍性大腸炎などの炎症性疾患が含まれます．また，2020年4月には「慢性便秘症で放射線学的に，例えば腹部単純X線でS状結腸の陰影が腸骨稜を超えて頭側に存在する場合や横行結腸の陰影が腸骨稜より尾側の骨盤内に存在又は肝弯曲や脾弯曲の陰影がループを描いているような大腸過長症」や，「3剤の異なる降圧剤を用いても血圧コントロールが不良の高血圧症（収縮期血圧160 mmHg以上）」「慢性閉塞性肺疾患（1秒率70％未満）」「左室駆出率低下（LVEF 40％未満）」のいずれかがあり身体的負担により大腸ファイバースコピーが実施困難であると判断された患者に用いた場合にも保険が適用されるようになりました．保険点数（D313, 2）は1,550点で，カプセル内視鏡本体の保険償還価格は83,200円です．

　カプセル内視鏡はディスポーザブルで内服型のため，糞便からSARS-Cov-2などのウイルスが排出される可能性がある場合にも感染防止の観点から有用と思われます[2]．

III 禁忌

①腹部X線検査，腹部超音波検査，病歴や手術歴，臨床所見等で消化管の閉塞，狭窄，瘻孔が既知または疑われる患者（上記検査法にて確定できない場合でも造影検査等で狭窄がないことが確認された場合は除く）．
②診断確定済みのクローン病患者．
③骨盤内臓器に対して放射線治療を受け，放射線性腸炎による狭窄が疑われる患者．
④腹腔内の外科的手術歴があり，造影検査等にて本検査実施に問題がないことを確認できない患者．

IV 前処置・ブースター

前処置（カプセル内服前の処置）・ブースター（カプセル内服後の処置）として，前日3食は低残渣検査食，前夜はクエン酸マグネシウム高張法とピコスルファートナトリウム水和物液の内服，当日はアスコルビン酸含有ポリエチレングリコール電解質製剤を内服します．カプセル内視鏡が小腸に入ってからのブースターとしては，ヒマシ油の内服が記録時間内排泄率（全大腸観察率）向上に特に有効です[3]．日本カプセル内視鏡学会の推奨レジメンを**表6-5，6**に示すので参考にしてください．潰瘍性大腸炎用のレジメンは主に炎症の評価目的で作成されているため，大腸ポリープ用と異なり前処置はなしとしています．

表6-5 大腸カプセル内視鏡の前処置・ブースター：大腸ポリープ推奨レジメン

		レジメン
前々日	就寝前	センノシド3錠（36 mg）：便秘時（慢性便秘の人は1週前から毎日下剤内服）
前日	朝，昼，夕	低残渣食
	PM 7〜10	マグコロール® 1包（50 g）を水180 mLに溶解し内服（高張法）
	就寝前	ラキソベロン® 1本＋水80 mL（コップ1杯）
検査当日	AM 9：00	モビプレップ® 1,000（〜500）mL＋水分500（〜250）mL：便がきれいになるまで
	AM 10〜11	（ガスモチン® 4錠内服⇒）カプセル内視鏡嚥下
		歩行促進または右側臥位
		1時間後に小腸未到達⇒プリンペラン® 1A（10 mg）筋注（オプション）
		さらに1時間後，小腸未到達⇒プリンペラン® 1A（10 mg）筋注（オプション）
	小腸到達後	加香ヒマシ油1本（30 mL）＋モビプレップ® 100 mL
		引き続き，モビプレップ® 400 mL＋水分250 mL
		引き続き，モビプレップ® 500 mL＋水分250 mL
	〜PM 5：00未排泄	①プリンペラン® 1A（10 mg）筋注（オプション）
		②加香ヒマシ油30 mL＋水分100 mL（オプション）
		③マグコロール® 1包（50 g）を水180 mLに溶解し内服（オプション）
		④グリセリン浣腸60 mL

※水分：水，お茶，リンゴジュース，スポーツドリンク可

表6-6 大腸カプセル内視鏡の前処置・ブースター：潰瘍性大腸炎推奨レジメン

		レジメン
前日		食事制限，前処置なし
検査当日	AM 6：30	モビプレップ® 500 mL＋水分 250 mL
	AM 9：00	ガスコン®ドロップ 2 mL 内服後にカプセル内視鏡嚥下
	小腸到達後 (AM 10：00)	加香ヒマシ油 20 mL 内服 モビプレップ® 500 mL＋水分 250 mL
	PM 0：00 未排泄	モビプレップ® 500 mL＋水分 250 mL
	PM 3：00 未排泄	モビプレップ® 500 mL＋水分 250 mL
	PM 4：00	食事開始可

※水分：水，お茶，リンゴジュース，スポーツドリンク可

V 偶発症

Vuikらは合計 2,485 人に行われた大腸カプセル内視鏡の 13 編のシステマティック・レビューにおいて，偶発症の発生は認めなかったと報告しています[4]．ドイツの前向き多施設共同研究では 161 人中 1 例滞留が認められ，その 1 例はクローン病の回腸末端部狭窄で外科手術がなされました[5]．

本邦においては現時点で，大腸カプセル内視鏡の前にパテンシーカプセルによる消化管通過性検査は認められておらず，またクローン病は大腸カプセル内視鏡の禁忌となっています．

VI 大腸腫瘍の診断

大腸カプセル内視鏡における大腸腫瘍の要治療病変に対する感度は 94％と報告され（**表6-7**）[6]，表面型腫瘍の検出能も高いことから，CT colonography と併せて大腸がん検診受診率向上のツールとしての役割が期待されています．ただ，自在に操作可能で残渣を洗浄・吸引できる通常の大腸内視鏡と異なり，重力，蠕動，前処置・ブースター薬で受動的に動き，洗浄・吸引できないカプセル内視鏡には盲点があることに注意する必要があります．特に通過速度の速い盲腸・横行結腸・直腸は低速またはコマ送りで慎重に読影したり，腫瘍表面にはしばしば残渣が付着しているため残渣の部分も低速またはコマ送りで慎重に読影する必要があります．腸管洗浄度が低いと検出率が低下するので，事前に便通を確認して，当日および前日の前処置を調整する必要があります．RAPID にはポリープサイズ推定機能があり，病変の大きさが推測できます．

また，RAPID には特殊光観察機能の flexible spectral imaging color enhancement

(FICE）が内蔵されています．筆者らは前向き研究で通常光観察に比し，FICE 観察で腫瘍径が 10 mm 未満の小さな腫瘍や表面型腺腫，鋸歯状病変の検出率が有意に向上することを示しました（**表6-8**)[7]．FICE 観察では残渣が黄色～緑色に描出されるのに対し，腫瘍は白色～青色に描出されるため，読影の負担が軽減され，かつ残渣の中の腫瘍も検出しやすくなりました．したがって，筆者は通常光観察の後に，必ず FICE 観察を追加するようにしています．

また潰瘍性大腸炎などの炎症性腸疾患の炎症部位のモニタリングにも大腸カプセル内視鏡は有用です．潰瘍性大腸炎関連腫瘍は通常の大腸内視鏡でも発見が困難な場合があり，大腸カプセル内視鏡にその描出を求めるのは現時点では困難です．しかし，隆起型腫瘍や易出血性腫瘍の場合は大腸カプセル内視鏡でも描出可能なため，読影できないと最初から諦めずに慎重に観察する必要があります[8～10]．

表6-7 要治療病変に対する大腸カプセル内視鏡の検出能（文献6）より改変）

		n	大腸内視鏡	大腸カプセル内視鏡	P 値
患者数		66	66	62（94，88.2～99.7）	
大腸ポリープ			167	247	0.0232（Z 検定）
大きさ	6mm 以上		99	158	0.0232（Z 検定）
	10mm 以上		63	76	0.327（Z 検定）
肉眼型	進行癌		0	0	0.6646（χ^2 検定）
	隆起型		115	165	
	表面型		52	82	
	陥凹型		0	0	

（　）内は％，95％信頼区間

表6-8 大腸ポリープ・腫瘍に対する大腸カプセル内視鏡の通常光，FICE の検出能の比較（文献7）より改変）

		n	通常光	FICE	P 値
大腸ポリープ・腫瘍		257	156（61）	202（79）	＜ 0.0001
大きさ	6mm 未満	156	83（53）	108（69）	＜ 0.0001
	6～9mm	54	35（62）	50（93）	0.0007
	10mm 以上	47	38（81）	44（94）	0.1138
肉眼型	2 型進行癌	3	3（100）	3（100）	1.0000
	隆起型	81	62（77）	70（86）	0.0614
	表面型	173	91（53）	129（75）	＜ 0.0001
病理診断	癌	10	10（100）	10（100）	1.0000
	管状腺腫	165	100（61）	131（79）	＜ 0.0001
	鋸歯状病変	82	47（57）	61（74）	0.0022

（　）内は％
FICE : flexible spectral imaging color enhancement

おわりに

　米国では2021年11月に小腸カプセル内視鏡の在宅検査がFDA（Food and Drug Administration）で承認されました．メドトロニックはアマゾン，医療法人カイザー・パーマネンテと提携し，機材の自宅への配送，遠隔援助，受取作業を行うことで，自宅でのカプセル内視鏡検査を可能にさせました．Adlerらはイスラエル・イタリアの共同研究において41人を対象に在宅で大腸カプセル内視鏡検査を行い，検査遵守率は100％，検査開始13時間未満の排泄率（全大腸観察成功）は85％，6 mm以上のポリープの発見率は24％と報告しています[11]．

　カプセル本体はいまだ高額で，保険適用も限定されていますが，苦痛のないカプセル内視鏡が今後，がん検診の一翼を担うことを期待したいです．

文献・参考website

1) 大宮直木：内視鏡検査が困難な場合の大腸がんスクリーニング カプセル内視鏡．日本消化器内視鏡学会（監）：下部消化管内視鏡スクリーニング検査マニュアル，医学図書出版，182-187，2018
2) 大宮直木：カプセル内視鏡．胃と腸 2021；56：738-739
3) Ohmiya N, et al：Multicenter feasibility study of bowel preparation with castor oil for colon capsule endoscopy. Dig Endosc 2019；31：164-172
4) Vuik FER, et al：Colon capsule endoscopy in colorectal cancer screening：a systematic review. Endoscopy 2021；53：815-824
5) Hausmann J, et al：Colon capsule endoscopy：indications, findings, and complications-data from a Prospective German Colon Capsule Registry Trial（DEKOR）. Clin Endosc 2021；54：92-99
6) Saito Y, et al：Evaluation of the clinical efficacy of colon capsule endoscopy in the detection of lesions of the colon：prospective, multicenter, open study. Gastrointest Endosc 2015；82：861-869
7) Omori T, et al：Prospective study of diagnostic yields of flexible spectral imaging color enhancement installed in colon capsule endoscopy for colorectal polyps and tumors. Gastrointest Endosc 2024；99：245-253.e2
8) 大宮直木：大腸カプセル内視鏡検査の最前線．胃と腸 2022；57：1275-1279
9) 大宮直木，他：カプセル内視鏡検査．日本臨牀 2023；81：117-121
10) 大宮直木：大腸カプセル内視鏡．第32回日本大腸肛門病学会教育セミナー 抄録・テキスト，2023
11) Adler SN, et al：Second-generation colon capsule endoscopy is feasible in the out-of-clinic setting. Surg Endosc 2014；28：570-575

（大宮直木，大森崇史）

Column

大腸腫瘍，炎症性腸疾患と腹部エコー
― 実は役立つ腸管エコー "GIUS（ジウス）" ―

　最近では消化管領域の超音波検査（ultrasonography：US）のことを gastrointestinal ultrasound（GIUS）と呼びます．そもそもエコーってよくわからないし，消化管の観察には不向きだと思っていませんか？　そんなことはありません．今すぐにできますし，ソノアナトミーに基づいた系統的走査法[1]，超音波画像の読み方を理解すれば患者にとってはとても楽な検査です．ファーストアプローチの検査法としておすすめです．院内のどこかに超音波装置はあるはずです．まずは装置を探しましょう．装置があったら以下の手順で検査します．

①電源を入れます．
②プローブを右手に持ちます．**高周波**のコンベックス型があればベストですが，ない場合には汎用コンベックスで十分です．
③ゼリーを**たっぷり**とつけます．
④固定点を意識した大腸の**系統的な観察**を行います（**図1**）[1]．
⑤最初は**内視鏡検査やCT検査などですでに指摘している**進行大腸癌または炎症性腸疾患を見てみましょう．位置がわかっているので同定しやすいのと，正常大腸壁は薄くて見にくいので病的腸管の方がはるかに容易に同定されるためです．GIUS で病的消化管がよく見えることに驚くでしょう．

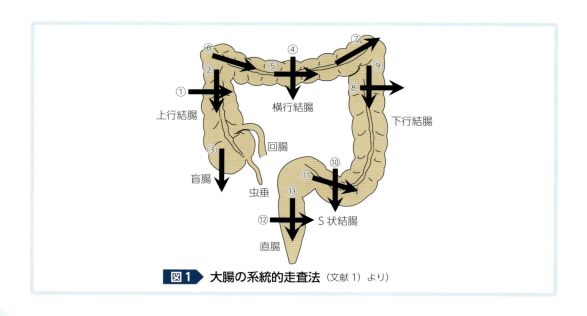

図1　大腸の系統的走査法（文献1）より）

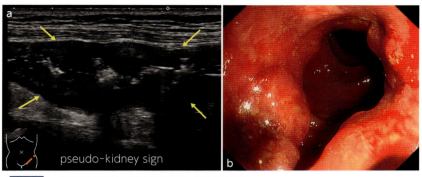

図2 進行大腸癌，80代男性（術前精査）
a：体外式超音波．S状結腸に最大壁厚 9 mm，範囲 57 mm の限局的な全周性の壁肥厚病変を認める（矢印）．内腔は不整に狭窄しエコーレベルは低下，層構造は消失している．壁肥厚の立ち上がりは比較的明瞭で type 2 の進行大腸癌を疑う．漿膜側の表面はほぼ平滑に保たれており，深達度は SS を疑う．カラードプラにて内部に不均一な血流信号を認める
b：下部内視鏡．S状結腸にほぼ全周性潰瘍限局型の腫瘍を認める

1. 疾患に特有なサインと超音波所見

a．進行大腸癌（図2）

進行大腸癌は pseudo-kidney sign を呈することが多いです．**限局的で不整な壁肥厚**として描出されます．壁のエコーレベルは低下し，層構造は消失します．カラードプラでは腫瘍の新生血管を反映した血流信号が捉えられます．筆者らは前向き試験で GIUS による腫瘍の同定は 98%，深達度診断は一致率 64%，Tis/T1，T2，T3/T4 の 3 段階分類では，89%の一致率を報告しました[2]．検診施設で便潜血とともに非侵襲的なスクリーニング検査法として，精密検査を行う施設においても進展度診断への活用が期待されます．

b．潰瘍性大腸炎（図3）

炎症が軽度～中等度の活動性の場合には，粘膜層の低エコー化と粘膜～粘膜下層の肥厚が sandwich sign として描出されます．

筆者らは多施設前向き研究で US grade による潰瘍性大腸炎の活動性評価の大腸内視鏡検査（CS）との一致率は中等度 $κ=0.55$ であることを報告しました[3]．また臨床的活動性評価の指標である the Rachmilewitz clinical activity index（CAI）（$r=0.40$）と病理所見（$r=0.35$）と US grade の有意な相関を認めました．また，その際の施設間の再現性は US $κ=0.75$，CS $κ=0.72$ と良好な結果[4]を報告しており，内視鏡検査を補完する検査法として，GIUS は**炎症性腸疾患の活動性評価や経過観察**に用いることができる検査法と考えています．直腸は深部に位置するため，時として評価が難しくなることが欠点ですが，最近では経会陰走査法による評価法も試みられています．

c．クローン病（図4）

focal disappearance sign（**FD sign**）が典型像です．縦走潰瘍を反映した腸間膜付着側の限

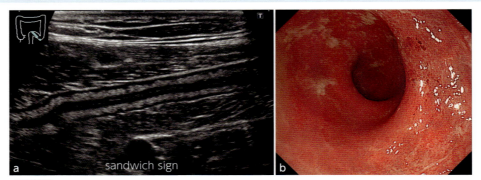

図3 潰瘍性大腸炎（全大腸炎型），20代男性（経過観察，活動性評価）

a：体外式超音波検査．S状結腸に直腸からびまん性に連続する壁肥厚を認める．大部分で層構造は保たれており，主にm〜sm層の肥厚でm層のエコーレベルは低下している（sandwich signを呈している）．一部でsm層の層構造が淡く低下している部分を認め，US grade 3の活動性を疑う．カラードプラにてm〜sm層内部に豊富な血流信号を認める

b：下部内視鏡検査．血管透見の消失，浮腫状・顆粒状粘膜，膿瘍粘液の付着を認め，易出血性を認める．Matts grade 3

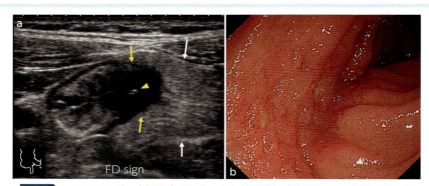

図4 クローン病（小腸大腸型），20代男性（若年発症の難治性痔瘻を主訴に来院）

a：体外式超音波検査．骨盤腔内の回腸の腸間膜付着側に限局性肥厚を認める（黄矢印）．壁は限局性にエコーレベル低下し，層構造は消失している．中心部に高輝度エコーを認め，潰瘍を疑う（黄矢頭）．FD signを呈している．カラードプラにて肥厚した壁内にスポット状の血流信号を認める．肥厚腸管が付着している腸間膜は肥厚し，エコーレベルは上昇しており，炎症の波及が疑われる（白矢印）

b：下部内視鏡検査．回腸末端に縦走傾向のアフタを認める．生検では間質に好中球を混じた炎症細胞浸潤を高度に認め，腺管の減少がみられ陰窩炎や表層上皮への好中球浸潤がみられた．深切り切片では間質に小型の肉芽腫がみられ，中心部には多核巨細胞を認めた

局的に層構造が消失しエコーレベルの低下した壁肥厚として観察されます．筆者らはクローン病の活動性評価におけるUS CD-score[5]とthe simple endoscopic score for Crohn's disease（SES-CD）との有意な相関（$\rho=0.64$）を報告しました．全層性の炎症が特徴であるため，活動性の炎症がある場合にはエコーレベルが低下し，GIUSで大腸病変のみならず，**小腸病変の同**

定や活動性評価が無侵襲に行えることが強みです．

　以上，簡単に GIUS の大腸癌，炎症性腸疾患に対する有用性を記載しました．簡便で無侵襲な GIUS を日常臨床にご活用いただけますと幸いです．

文献・参考 website

1) Nishida M, et al：Basic practices for gastrointestinal ultrasound. J Med Ultrason（2001）2023；50：285-310
2) Shibasaki S, et al：Use of transabdominal ultrasonography to preoperatively determine T-stage of proven colon cancers. Abdom Imaging 2015；40：1441-1450
3) Kinoshita K, et al：Usefulness of transabdominal ultrasonography for assessing ulcerative colitis：a prospective, multicenter study. J Gastroenterol 2019；54：521-529
4) Omotehara S, et al：Validation of US evaluation of ulcerative colitis activity. Ultrasound Med Biol 2019；45：1537-1544
5) Yamanashi K, et al：Crohn's disease activity evaluation by transabdominal ultrasonography：correlation with double-balloon endoscopy. J Ultrasound Med 2021；40：2595-2605

（西田　睦）

第7章

大腸内視鏡検診―実現のために

1 総論

I 先進国の中で最も高い年齢調整死亡率

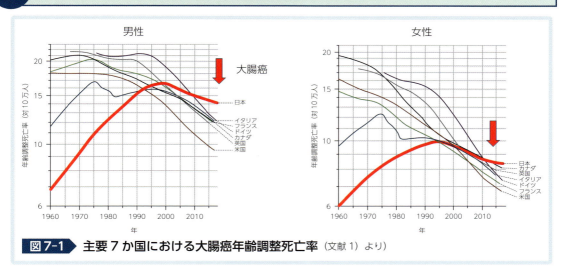

図7-1 主要7か国における大腸癌年齢調整死亡率（文献1）より）

図7-1[1])は主要7か国（G7）における大腸癌年齢調整死亡率を示したものです．

日本は，1992年に世界に先駆けて便潜血検査による大腸がん検診を開始しました．男女ともに死亡率は減少してはいますが，1990年当時に日本より高い死亡率であった国はより急激な死亡率低下を実現した結果，日本がG7で年齢調整死亡率が最も高くなってしまいました．

II 台湾における大腸がん検診とその効果

①台湾の大腸がん検診では便潜血1日法が2年に1回行われており，大腸癌死亡率を40％低下させることが示されています（**表7-1**)[2])．

一方，遠位側結腸は44％の減少効果ですが，近位側は28％の減少効果に留まっており十分な効果は得られていません．

②図7-2は国立がん研究センターと台湾大学の検討結果です．

第7章 ● 大腸内視鏡検診─実現のために

表7-1 台湾における隔年の便潜血1日法による検診の効果（文献2）より，東邦大学 松田尚久先生提供）

	非受診群 (N=2,349,846)		受診群 (N=3,067,853)		相対比（95% CI），受診 vs 非受診			
	症例 (n)	発生割合 (対10万人)	症例 (n)	発生割合 (対10万人)	粗率	年齢・性別調整率	aRR₁（スクリーニング率調整）	aRR₂（完全調整）
advanced cancer*の発生率								
全体	23,689	75.7	6,381	48.4	0.64 (0.62〜0.66)	0.52 (0.50〜0.53)	0.71 (0.68〜0.75)	0.66 (0.63〜0.70)
近位結腸	6,127	19.6	2,070	15.7	0.80 (0.76〜0.84)	0.62 (0.59〜0.65)	0.92 (0.84〜1.00)	0.84 (0.77〜0.92)
遠位結腸	17,404	55.6	4,267	32.3	0.58 (0.56〜0.60)	0.48 (0.46〜0.50)	0.65 (0.62〜0.69)	0.61 (0.58〜0.64)
死亡率								
全体	15,550	41.3	3,077	20.3	0.49 (0.47〜0.51)	0.44 (0.43〜0.46)	0.65 (0.62〜0.69)	0.60 (0.57〜0.64)
近位結腸	4,004	10.6	988	6.5	0.61 (0.57〜0.66)	0.54 (0.50〜0.58)	0.79 (0.72〜0.87)	0.72 (0.66〜0.80)
遠位結腸	11,440	30.4	2,076	13.7	0.45 (0.43〜0.47)	0.41 (0.39〜0.43)	0.61 (0.57〜0.64)	0.56 (0.53〜0.59)

・台湾における2年に1回のFITの前向きコホート研究
・n=5,417,699（非受診群：2,349,846，受診群：3,067,853）
・年齢：50〜69，2004〜2014年の間に少なくとも1回のFITを受けた者が受診群とした
*AJCC stage II以上（T3N0M0以上）

スクリーン感度（2日法）

	（右側結腸）	（左側結腸・直腸）
全体 (n=636)	56.9% (50.9〜62.8)	76.7% (71.6〜81.3)
浸潤癌 (n=327)	79.2% (70.0〜86.3)	93.7% (89.4〜96.4)
T1 (SM) 癌 (n=82)	60.6% (42.2〜76.5)	83.7% (69.8〜92.2)

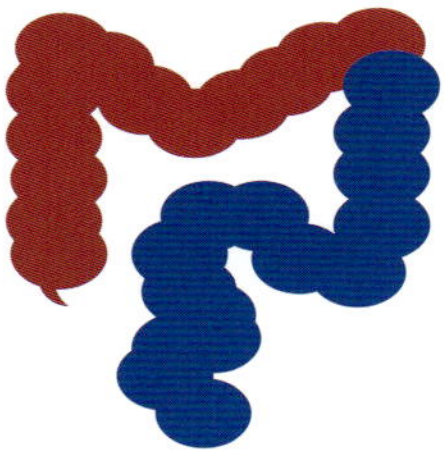

[Cutoff：100 ng hemoglobin/mL（20 μg hemoglobin/g feces）]
（栄研化学 OCセンサー）

(Matsuda T, Chiu HM, et al：DDW 2015)

図7-2 FIT STUDY（NCCH & 台湾大学）：636例（東邦大学 松田尚久先生提供）
advanced adenoma/粘膜内癌：309例，浸潤癌：327例（T1：82，T2〜4：245）

　大腸腫瘍がある人を対象に便潜血2日法を行った検討では，T1（SM）癌では遠位側では83.7%が陽性になりましたが，近位側では60.6%のみが陽性の結果でした．
　便潜血検査が大腸がん検診に有効である一方，便潜血検査のみでは発見できないものがあり，特に近位側について課題があることが2つの結果（**表7-1**，**図7-2**）でわかります．

III 米国における大腸癌スクリーニングガイドライン

表7-2　2018年改訂版 CRC screening in US guideline（米国の大腸癌スクリーニング　ガイドライン）

45～75歳が対象
① 毎年の便潜血（免疫法）
② 3年毎の便DNA検査
③ 10年毎の全大腸内視鏡
　5年毎のCTC/5年毎のS状結腸内視鏡
・76～85歳→希望，健康状態，過去の検査歴などから個別に判断
・85歳以上→原則スクリーニングは行わない

表7-2に米国の大腸癌スクリーニング検査のガイドライン（2018年改訂版 CRC screening in US guideline）の概要を示しました．

米国の大腸癌スクリーニング検査のガイドラインでは，大腸癌スクリーニングの対象者は45～75歳で，毎年の便潜血検査，3年毎の便DNA検査，10年毎の全大腸内視鏡検査，もしくは5年毎の大腸CT colonography（CTC）またはS状結腸内視鏡が推奨されています．

そのうち10年毎の全大腸内視鏡検査が最も多く行われています．

日本においても，大腸内視鏡検診の実現が望まれており，秋田や青森における検討が進んでいます．

IV 大腸内視鏡検診の実現に向けて―受診率がカギとなる？

表7-3　大腸内視鏡検診1回施行の大腸癌に対する効果 (文献3) より

NordICC study（ノルウエー；2.6万，スウェーデン 0.3万，ポーランド；5.5万）
対象：一度も大腸癌検診を受けていない3ヵ国の55～64歳の男女 84,585人
方法：大腸内視鏡介入1回（腫瘍は切除）　または　何もなし　のRCT
目的：10年，15年後の大腸癌罹患，大腸癌死亡率減少効果

Intention-to-treat (ITT) 解析	One-time TCS	Control	Risk ratio
大腸癌罹患	0.98	1.20	0.82（0.70～0.93）
大腸癌死亡	0.28	0.31	0.90（0.64～1.16）
Per-Protocol (PP) 解析			
大腸癌罹患	0.84	1.22	0.69（0.55～0.83）
大腸癌死亡	0.15	0.30	0.50（0.27～0.77）

・ITT解析では，大腸癌罹患率は有意に低下するも，死亡率減少効果は示せず
・PP解析では大腸癌罹患率，死亡率ともに有意に低下した
→大腸内視鏡群の大腸内視鏡実施率が42％と低いため有意差が出なかった
→ADR 30.7％と精度が十分ではなかった

世界で行われている大腸内視鏡検診の有効性をみるランダム化比較試験（randomized controlled trial：RCT）の一つ，NordICC 研究の中間解析結果が公表されました（**表 7-3**）[3]．

大腸癌罹患率は有意に低下しましたが，死亡率低下は有意でありませんでした．この主な原因として，大腸内視鏡施行群の内視鏡受診率が 42％ と低かったことが考えられています．

有効な検診方法であっても，十分な受診率が必要であることがわかる結果でした．

V 大腸内視鏡検診は実現可能か？―倉敷市をモデルに筆者が行った試算

表 7-4 倉敷市での大腸内視鏡検診導入の可能性 （間部克裕：JDDW2022 検診学会 P-8）

仮説：40～74 歳 毎年便潜血（FIT），50 歳時に 1 回大腸内視鏡
FIT 受診率 50％，FIT 陽性率 6％，80％の大腸内視鏡受診率と仮定
倉敷市の大腸内視鏡検査実施施設数：35 施設　令和 3 年　倉敷市人口：48 万人

		FIT	要精査 6％	二次検査の大腸内視鏡	50 歳大腸内視鏡	全大腸内視鏡	年間 1 施設症例数
対象人数		217,033	13,022	13,022	7,699	20,721	592
40～74 歳		50％受診		80％受診	50％受診		259
		108,516	6,510	5,208	3,850	9,058	5.0/週

倉敷市の人口と大腸内視鏡検査実施施設数を例に，大腸内視鏡導入の可能性について検討しました．

表 7-4 に示したように，毎年の便潜血検査に加えて，50 歳時に一度大腸内視鏡検診を受けると仮定してキャパシティの面からみて実施可能かを検討しました．

免疫便潜血検査（fecal immunochemical test：FIT）受診率は 50％，陽性率 6％ で，そのうち精密検査の大腸内視鏡受診率が 80％ と仮定すると，二次検査の大腸内視鏡受診者は 5,208 人となり，50 歳時の大腸内視鏡検診受診者数 3,850 人との合計は 9,058 人となります．

倉敷市での大腸内視鏡実施施設数が 35 施設程度ですので，年間 1 施設あたり 259 人，週に 5 人程度ですので，実現不可能な数ではありません．

VI これからの大腸がん検診の目標と課題

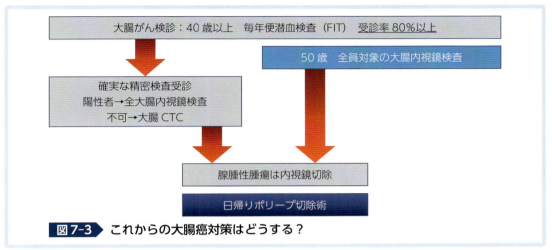

図7-3 これからの大腸癌対策はどうする？

これからの大腸癌対策はどうあるべきでしょうか（図7-3）．

まずは40歳以上対象の便潜血検査の受診率を80%以上とすることが第一の目標でしょう．

そしてFIT陽性者は確実に大腸内視鏡検査を受けていただき，大腸内視鏡不可の方に対しては大腸CTCを施行します．

50歳時に全員を対象に大腸内視鏡を実施することで確実な二次予防を行います．

大腸内視鏡検査で発見された腺腫性腫瘍は内視鏡切除することで，大腸癌の一次予防効果も期待できます．

切除後はリスクに応じたサーベイランスを受けるなど，これからの大腸がん検診，大腸癌対策を検討する時期に来ています．

文献・参考website

1) CANCER OVER TIME Trends：https：//gco.iarc.fr/overtime/en（2024年6月閲覧）
2) Chiu HM, et al：Long-term effectiveness of faecal immunochemical test screening for proximal and distal colorectal cancers. Gut 2021；70：2321-2329
3) Bretthauer M, eta1：Effect of colonoscopy screening on risks of colorectal cancer and related death. N Engl J Med 2022；387：1547-1556

（間部克裕）

第7章

大腸内視鏡検診—実現のために
2 各論

I 免疫便潜血検査を用いた大腸がん検診の課題

　全大腸内視鏡（total colonoscopy：TCS）を検診目的に最初から行う「大腸内視鏡検診」の対策型検診への導入の是非が議論されていますが，なぜ，TCS検診導入を検討する必要があるのか，現在の対策型検診にて実施されています免疫便潜血検査（fecal immunochemical test：FIT）を用いた検診の診断の限界について理解しておく必要があります．

1. 大島スタディのデータより

表7-5 「一度のFIT」の大腸がん検診受診者における診断精度（大島スタディ）

便潜血検査サンプル数	1（FIT 1日法に相当）				2（FIT 2日法に相当）			
便潜血検査カットオフ値（ng Hb/mL）	50	100	150	200	50	100	150	200
大腸ANに対する感度（%）	24.1	22.3	18.8	17.9	33.9	30.4	24.1	22.3
近位大腸ANに対する感度（%）	12.2	7.3	7.3	4.9	22	14.6	12.2	7.3
遠位大腸ANに対する感度（%）	29.3	29.3	24.1	24.1	41.4	39.7	31.0	31.0
大腸浸潤癌に対する感度（%）	80.0	80.0	70.0	60.0	100.0	100.0	100.0	90.0
大腸ANに対する特異度（%）	95.0	96.5	97.2	97.6	91.8	94.3	95.6	96.5

　本邦における一度のFITの大腸がん検診における診断精度とFIT中間期癌に関するデータを紹介します．**表7-5**は，筆者らのグループで行った大島スタディからのデータとなります．大島スタディは，東京都大島町の40〜79歳の住民を対象に，大腸がん検診モダリティやバイオマーカーの有用性を評価することを目的として実施された前向きコホート研究です[1]．本研究参加者はFIT（2日，定量法）とTCSの両方を受けており，かつTCSは熟練内視鏡医により施行されたことから，TCSの結果を基に，一度のFITの大腸がん検診における大腸advanced neoplasia（AN：10 mm以上の腺腫，高異型度腺腫，大腸癌）に対する診断精度を評価することができました．結果は**表7-5**のとおり，AN，特に近位大腸のANに対するFITの感度が低いことが明らかとなりました．

2. C-DETECT study のデータより

表7-6 検診発見大腸癌とそれ以外の大腸癌の特徴の比較（C-DETECT study）（文献2）より）

特徴		検診発見大腸癌 n=475	それ以外の大腸癌 n=766	P値
深達度	≧T2	251 (52.8%)	629 (82.1%)	<0.001
	T1b	91 (19.2%)	51 (6.7%)	
	T1a	24 (5.1%)	18 (2.3%)	
	Tis	109 (22.9%)	68 (8.9%)	
転移	あり	127 (26.7%)	398 (52.0%)	<0.001
	なし	348 (73.3%)	368 (48.0%)	
治療	内視鏡治療のみ	135 (28.4%)	94 (12.3%)	<0.001
	それ以外の治療あり	340 (71.6%)	672 (87.7%)	

表7-7 検診発見大腸癌とそれ以外の大腸癌の特徴の比較（C-DETECT study）（文献2）より）

特徴		FIT中間期癌 n=56 (4.5%)	3yr-Postpolypectomy Colorectal Cancer n=87 (7.0%)	FIT陽性後精検TCS受診なし n=48 (3.9%)	その他 n=1,002 (80.7%)	P値
性別	男性	26 (46.4%)	44 (50.6%)	35 (72.9%)	587 (58.6%)	0.023
	女性	30 (53.6%)	43 (49.4%)	13 (27.1%)	415 (41.4%)	
病変部位	近位大腸	24 (42.9%)	35 (40.2%)	9 (18.8%)	290 (28.9%)	0.007
	遠位大腸	32 (57.1%)	50 (57.5%)	35 (72.9%)	684 (68.3%)	
	両方	0 (0.0%)	2 (2.3%)	4 (8.3%)	28 (2.8%)	
深達度	≧T2	33 (58.9%)	39 (44.8%)	42 (87.5%)	734 (73.3%)	<0.001
	T1b	7 (12.5%)	10 (11.5%)	4 (8.3%)	111 (11.1%)	
	T1a	1 (1.8%)	8 (9.2%)	0 (0.0%)	32 (3.2%)	
	Tis	15 (26.8%)	30 (34.5%)	2 (4.2%)	125 (12.5%)	
転移	あり	19 (33.9%)	19 (21.8%)	26 (54.2%)	438 (43.7%)	<0.001
	なし	37 (66.1%)	68 (78.2%)	22 (45.8%)	564 (56.3%)	

　表7-6，7は筆者らのグループが行った「大腸癌の発見経緯と臨床病理学的特徴に関する多施設共同前向き調査研究（C-DETECT study）」から得られた結果です[2]．本研究では，複数のがん診療連携拠点病院（4病院）における大腸癌患者を前向きに登録（計1,241患者）して，発見経緯別に大腸癌の臨床病理学的特徴を調査しました．表7-6は，大腸がん検診（FIT検診，TCS検診を含む）を契機にみつかった大腸癌とそれ以外の大腸癌の臨床病理学的特徴を比べたもので，検診を契機にみつかった大腸癌に比べてそれ以外の大腸癌の方が進

行している傾向にあることがわかります．**表7-7**は，過去の検診・検査の時期や結果を基に大腸癌患者を分類し，その特徴を比べたものです．FIT陽性にもかかわらず精検TCSを受けなかった患者にみつかった大腸癌は最も進行している結果となっており，精検の重要性が示唆されます．FIT中間期癌（FIT陰性のあと1年以内にみつかる大腸癌）に注目しますと，逐年でFITを行う本邦においても，FIT中間期癌が大腸癌全体のなかで5％近くと無視できない割合を占めること，さらには近位大腸癌や女性患者の割合が高いことを特徴とすることが明らかとなりました．

以上より，FIT検診は，優れた検診法であるのは間違いありませんが，近位大腸腫瘍の拾い上げに弱点があることがわかります．この点を克服する意味では，逐年で繰り返しFIT検診を行うことで検診プログラム全体としての診断精度を上げることが重要となりますが，それでも中間期癌の問題があります．そこで，近位大腸まで直接観察でき，かつポリープ切除も行うことが可能なTCSを用いた内視鏡検診について検討する意義があると考えられます．

II 大腸内視鏡検診の可能性

1. 大腸内視鏡検診の有効性に関するエビデンス

表7-8 S状結腸鏡による内視鏡検診の有効性に関するランダム化比較試験 (文献3〜6) より)

試験名	報告者（年）	国	大腸癌死亡リスク比 (95%CI) 全大腸	遠位大腸	近位大腸	大腸癌罹患リスク比 (95%CI) 全大腸	遠位大腸	近位大腸
UFKSST	Atkin, et al (2017)	英国	0.70 (0.62〜0.79)	0.54 (0.45〜0.65)	0.91 (0.76〜1.08)	0.74 (0.70〜0.80)	0.59 (0.54〜0.64)	0.96 (0.87〜1.06)
PLCO	Shoen, et al (2012)	米国	0.74 (0.63〜0.87)	0.50 (0.38〜0.64)	0.97 (0.77〜1.22)	0.79 (0.72〜0.85)	0.71 (0.64〜0.80)	0.86 (0.76〜0.97)
SCORE	Segnan, et al (2011)	イタリア	0.78 (0.56〜1.08)	0.73 (0.47〜1.12)	0.85 (0.52〜1.39)	0.82 (0.69〜0.96)	0.76 (0.62〜0.94)	0.91 (0.69〜1.20)
NORCCAP	Holme, et al (2014)	ノルウェー	0.73 (0.56〜0.94)	0.79 (0.55〜1.11)	0.73 (0.49〜1.09)	0.80 (0.70〜0.92)	0.76 (0.63〜0.92)	0.90 (0.73〜1.10)

内視鏡検診に関しましては，S状結腸鏡による大腸内視鏡検診の大腸癌罹患・死亡抑制効果が，海外の複数のランダム化比較試験（**表7-8**)[3〜6]にて証明されています[7,8]．ただし，その効果は主に遠位大腸癌に対するもので，近位大腸癌の制御にはTCSによる内視鏡検診に期待が寄せられます．

表7-9 TCSによる内視鏡検診の有効性（大腸癌死亡抑制）に関する症例対照/コホート研究 (文献9〜12) より)

報告者（年）	研究デザイン	大腸癌死亡ハザード比またはオッズ比（95%CI）		
		全大腸	遠位大腸	近位大腸
Manser, et al（2009）	コホート研究	0.12 (0.01〜0.93)	—	—
Baxter, et al（2009）	症例対照研究	0.69 (0.63〜0.74)	0.39 (0.34〜0.45)	1.07 (0.94〜1.21)
Nishihara, et al（2013）	コホート研究	0.32 (0.24〜0.45)	0.18 (0.10〜0.31)	0.47 (0.29〜0.76)
Doubeni, et al（2018）	症例対照研究	0.33 (0.21〜0.52)	0.25 (0.12〜0.53)	0.35 (0.18〜0.65)

表7-10 TCSによる内視鏡検診の有効性評価を目的としたランダム化比較試験 (文献13〜18) より)

試験名	国	対象年齢	試験アーム	開始年	予定観察期間
COLONPREV	スペイン	50〜69歳	アーム1：TCS（1回） アーム2：FIT（隔年）	2008年	10年
NordICC	ノルウェー、ポーランド等	55〜64歳	アーム1：TCS（1回） アーム2：介入なし	2009年	10〜15年
Akita pop-colon trial	日本	40〜74歳	アーム1：TCS（1回）+FIT（毎年） アーム2：FIT（毎年）	2009年	10年
CONFIRM	米国	50〜75歳	アーム1：TCS（1回） アーム2：FIT（毎年）	2012年	10年
SCREESCO	スウェーデン	59〜62歳	アーム1：TCS（1回） アーム2：FIT（1年目，3年目） コントロール：介入なし	2014年	15年

　TCSによる内視鏡検診の大腸癌罹患・死亡抑制効果については，複数の質の高い症例対照研究やコホート研究にて報告されています[7,8]．そのうち，大腸癌死亡抑制効果に関する代表的な研究の一部を**表7-9**[9〜12]に示しました．近位大腸癌に対する効果を示す研究もある一方で，TCSを用いても近位大腸癌に対する効果が明らかでない結果の研究もあり，さらなる検証を要する状況です．その意味では，現在進行中の，TCS検診の有効性を評価する複数のランダム化比較試験（**表7-10**）[13〜18]の最終結果が待たれるところです．

2. 世界におけるTCS検診の実際

表7-11 TCSによる内視鏡検診を組織型/住民検診に使用している主な国 (文献8)より)

国名	開始年 (任意型検診として開始)	対象年齢	検査間隔	他の検診法
ドイツ	2002年	男性：50歳以上 女性：55歳以上	10年	FIT
ポーランド	2000年	55〜64歳	1回のみ	—
チェコ共和国	2009年	55歳以上	10年	FIT

　TCS検診は，日本を含め，多くの国で，任意型検診の一種として実施されています．一方で，組織型あるいは住民検診としてTCSによる内視鏡検診を採用している国は限られています（**表7-11**)[8]．高い腫瘍性病変発見率の報告がある一方で，受診率が低いことが経験されており，内視鏡検診導入に際しては，この受容性の問題を克服する方策の十分な議論が必要と考えられます．韓国では，現在，TCS検診を住民検診に将来的に組み込むことを見据えて，TCS検診に関するパイロット試験が進行しており，その結果，さらに今後の動向が興味深いところです．

3. 本邦におけるTCS検診の有用性の可能性

表7-12 日本の大腸がん検診に関する費用効果分析の結果 (文献19)より)

	検診なし	検診法① (FIT検診)	検診法② (TCS検診)	検診法③ (FIT検診 ＋50歳でTCS)
効果 QALYs（1人当たり)	22.7986	23.0001	23.0178	23.0096
費用（1人当たり，日本円)	156,125	94,733	99,930	93,523
1 QALY増加当たりのICER（日本円)				
vs 検診なし	—	Dominant*	Dominant*	Dominant*
vs 検診法①	Dominated**	—	293,616	Dominant*
vs 検診法②	Dominated**	see 検診法② vs ①	—	see 検診法② vs ③
vs 検診法③	Dominated**	Dominated**	781,342	—

*"Dominant"は比較対象（行）よりもコストが低く効果が高い検診法（列）を示す
**"Dominated"は比較対象（行）よりもコストが高く効果が低い検診法（列）を示す

　本邦におけるTCS検診の有用性を考えるうえで参考になるであろう，日本の大腸がん検診の費用対効果に関するシミュレーションモデル研究を紹介します[19]．筆者らのグループで

は，大腸がん疾患モデルを作成のうえ，日本の臨床データや費用データを用いて，日本の大腸がん検診や大腸内視鏡検査に関する複数の費用効果分析を行い，その結果を発表してきました．そのうちで，大腸内視鏡検診に注目した研究結果について紹介します（**表7-12**)[19]．本邦における大腸がん検診受診者（40歳以上）を対象に，①FIT検診，②TCS検診，③FIT検診を基本にしつつ50歳でTCS受診歴のない人はTCSを一度受ける検診法，さらにはいずれの検診も行わない場合について，必要となる医療費と得られる効果を医療費支払者の立場から解析しました．効果の指標としては，QOLで重み付けした生存年数である質調整生存年数（quality-adjusted life year：QALY）を使用しています．**表7-12**がその結果（検診受診率を60％と仮定した場合のbase-case analysis）になります．増分費用効果比（incremental cost-effectiveness ratio：ICER）とは「費用の増分」を「効果の増分」で割ることで算出される値で，1 QALY当たりのICERの閾値は日本では500万～600万円とされています．いずれの検診法も検診未施行に比べて費用対効果に優れており，そのなかでも②のTCS検診が最も費用対効果に優れている可能性が示されました．ただし，これはあくまでも高い受診率が得られた場合の結果である点に注意が必要です．受診率が低下すると，その優れた費用対効果は得られません．さらにTCS検診については，必要な内視鏡検査数が増えてしまうことも考慮する必要があります．検診法②に続いては，③も費用対効果に優れていることが示されており，FIT検診を中心にしつつ，TCS検診を組み合わせる方法も現実的には良い方法である可能性があります．

4. 本邦におけるTCS検診導入の実現に向けて

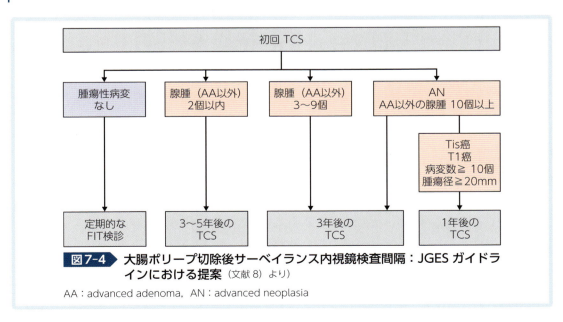

図7-4 大腸ポリープ切除後サーベイランス内視鏡検査間隔：JGESガイドラインにおける提案（文献8）より）

AA：advanced adenoma，AN：advanced neoplasia

第7章 ● 大腸内視鏡検診─実現のために

　TCS検診が本邦において有用な可能性が，前述のシミュレーションモデル研究でも示されましたが，その実現に向けてさまざまな解決すべき具体的な課題があります．

a. 安全性の担保

　TCS検診の際に前処置，鎮痙薬の使用，鎮痛薬・鎮静薬の使用について，どのようにすべきかを明らかにする必要があります．実現に向けて，関連する学会などで具体的な検討を開始しておくことが重要です．

　また，大腸癌予防やTCSのキャパシティ確保，受診者負担やニーズから，TCS検診の際にポリープを切除することが望まれますが，この点についても同様に具体的な検討を開始すべき時期です．ポリープ切除に関しては，全ての腫瘍性ポリープを切除すること（クリーンコロン化）が理想的ですが，5 mm未満の微小良性腺腫は無治療経過観察でもしばらくの間は経過良好であるというデータもあり，安全性と効果のバランスを考えた検討が必須となります[8]．

b. 受容性と受診率

　有用な検診方法でも，前述のとおり受診率が低いとその効果を十分に得ることはできません．前処置や鎮痙薬，鎮痛薬・鎮静薬については，安全性に加えて受診者の受容性，それに伴う受診率の側面からも検討が必要です．

c. マンパワーの確保

　胃がん内視鏡検診でも問題になっているマンパワーの確保にも対応が必要です．韓国などでの高い内視鏡検診受診率を考えると，日本でも高い受診率は可能なはずであり，診療として実施している内視鏡検査のなかで検診と考えられる検査を適切に検診として行うことが必要ですが，それが実施できていない現状があります．TCS検診のキャパシティを確保するためには，診療における過剰なサーベイランス内視鏡検査を減らすことが重要です．大腸ポリープ切除後サーベイランスTCSの適正な検査間隔については，日本消化器内視鏡学会（JGES）発行の「大腸内視鏡スクリーニングとサーベイランスガイドライン」における提案を参考にしながら適切な間隔で実施し，より多くの人にTCS検診を受けてもらえる環境を整備しておくことが重要です（図7-4）[8]．

III リスク層別を考慮した大腸がん検診の可能性

　これまでみてきたように内視鏡検診は大腸がん検診の向上に寄与する可能性を有している一方で，その実現のハードルが高いのも事実です．そこで，検診対象者に対して一律に内視鏡検診を推奨するのではなく，検診対象者の大腸癌や大腸腫瘍のリスクを予測し，高リスク者にTCS検診を推奨（高リスク者以外にはFIT検診を推奨）する，リスク層別を考慮した大腸がん検診についても検討の余地があります．

　検診対象者における大腸癌・腫瘍のリスクを予測する方法に関してはさまざまな方法が検討されていますが，ここでは対象者の背景因子から簡便に大腸ANを有しているリスクを予

測するリスク層別スコアを紹介します．

1. 大腸 AN リスク予測スコア（8-point リスクスコア）

表 7-13 大腸がん検診受診者における大腸 AN リスク予測スコア（8-point リスクスコア）
（文献 1, 8）より

リスクスコア因子		点数
年齢	70 歳以上	3.5
	60～69 歳	3
	50～59 歳	2
	40～49 歳	0
性別	男性	1
	女性	0
大腸癌家族歴（第一度近親者）	2 人以上あり	2
	なし，1 人のみ	0
喫煙歴	>18.5 pack-years	1
	≦18.5 pack-years	0
ボディマス指数	>22.5 kg/m²	0.5
	≦22.5 kg/m²	0

　筆者らのグループでは，Asia-Pacific Colorectal Screening スコアを参考に，日本人検診受診者データから，日本人の大腸 AN リスクを予測する簡便なリスクスコア（8-point リスクスコア）を作成しました（**表 7-13**）[1,8]．本スコアを 3 群（3 点未満：低リスク群，3 点以上～5 点未満：中リスク群，5 点以上：高リスク群）に分けますと，大腸 AN リスクをきれいに層別することが可能です．このようなリスク層別スコアと FIT，TCS の組み合わせによる，リスク層別を考慮した大腸がん検診は，FIT 単体による検診よりも，大腸 AN，特に近位大腸の AN を適切に拾い上げられる可能性があり，今後，さらなる検証が行われることが期待されます[1]．

文献・参考 website

1) Sekiguchi M, et al：Risk stratification score improves sensitivity for advanced colorectal neoplasia in colorectal cancer screening：The Oshima Study Workgroup. Clin Transl Gastroenterol 2021；12：e00319
2) Sekiguchi M, et al：Proportions and characteristics of interval cancer in annual fecal immunochemical test screening and postcolonoscopy colorectal cancer：Results from a Japanese multicenter prospective study using questionnaires, the C-DETECT study. Dig Endosc (Accepted in 2024)
3) Atkin W, et al：Long term effects of once-only flexible sigmoidoscopy screening after 17 years of follow-up：the UK Flexible Sigmoidoscopy Screening randomised controlled trial. Lancet 2017；389：

1299-1311
4) Schoen RE, et al：Colorectal-cancer incidence and mortality with screening flexible sigmoidoscopy. N Engl J Med 2012；366：2345-2357
5) Segnan N, et al：Once-only sigmoidoscopy in colorectal cancer screening：follow-up findings of the Italian Randomized Controlled Trial--SCORE. J Natl Cancer Inst 2011；103：1310-1322
6) Holme Ø, et al：Effect of flexible sigmoidoscopy screening on colorectal cancer incidence and mortality：a randomized clinical trial. JAMA 2014；312：606-615
7) 大腸がん検診マニュアル-2021年度改訂版-：https://www.jsgcs.or.jp/publication/publication/guideline.html#coloncancer2（2024年8月閲覧）
8) Saito Y, et al：Colonoscopy screening and surveillance guidelines. Dig Endosc 2021；33：486-519
9) Manser CN, et al：Colonoscopy screening markedly reduces the occurrence of colon carcinomas and carcinoma-related death：a closed cohort study. Gastrointest Endosc 2012；76：110-117
10) Baxter NN, et al：Association of colonoscopy and death from colorectal cancer. Ann Intern Med 2009；150：1-8
11) Nishihara R, et al：Long-term colorectal-cancer incidence and mortality after lower endoscopy. N Engl J Med 2013；369：1095-1105
12) Doubeni CA, et al：Effectiveness of screening colonoscopy in reducing the risk of death from right and left colon cancer：a large community-based study. Gut 2018；67：291-298
13) Quintero E, et al：Colonoscopy versus fecal immunochemical testing in colorectal-cancer screening. N Engl J Med 2012；366：697-706
14) Kaminski MF, et al：The NordICC Study：rationale and design of a randomized trial on colonoscopy screening for colorectal cancer. Endoscopy 2012；44：695-702
15) Saito H, et al：Efficacy of screening using annual fecal immunochemical test alone versus combined with one-time colonoscopy in reducing colorectal cancer mortality：the Akita Japan population-based colonoscopy screening trial（Akita pop-colon trial）. Int J Colorectal Dis 2020；35：933-939
16) Dominitz JA, et al：Colonoscopy vs. fecal immunochemical test in reducing mortality from colorectal cancer（CONFIRM）：rationale for study design. Am J Gastroenterol 2017；112：1736-1746
17) Forsberg A, et al：Once-only colonoscopy or two rounds of faecal immunochemical testing 2 years apart for colorectal cancer screening（SCREESCO）：preliminary report of a randomised controlled trial. Lancet Gastroenterol Hepatol 2022；7：513-521
18) Sekiguchi M, et al：Endoscopist characteristics and polyp detection in colonoscopy：cross-sectional analyses of screening of Swedish colons. Gastroenterology 2023；164：293-295.e4
19) Sekiguchi M, et al：Optimal use of colonoscopy and fecal immunochemical test for population-based colorectal cancer screening：a cost-effectiveness analysis using Japanese data. Jpn J Clin Oncol 2016；46：116-125

（関口正宇，松田尚久）

Q9 胃がん検診のように最初から大腸内視鏡で検診を行うことは可能ですか？検討されていますか？

Answer

現在は大腸内視鏡による検診は対策型検診では推奨されていません．
現在進行中の RCT の結果により推奨グレード変更の可能性もありますが，課題も多く十分な議論が必要です．

日本では，対策型大腸がん検診のモダリティとして免疫便潜血検査（fecal immunochemical test：FIT）が用いられていますが，検診受診率および精検受診率の低迷が課題であり，より病変の検出能が高い全大腸内視鏡検査（total colonoscopy：TCS）の有効活用への期待が高まっています．2005 年に「有効性評価に基づく大腸がん検診ガイドライン」が刊行され[1]，TCS は推奨グレード C（任意型検診では十分な説明のもと使用可能であるが対策型検診では推奨しない）と評価されました．その後，複数の症例対照研究や大規模なコホート研究の結果から，TCS による大腸癌罹患率および死亡率減少効果が複数報告され，現在，同ガイドラインの更新作業が進められています．ガイドライン更新版（案）での TCS の評価は，「観察研究では死亡率減少効果が示されているが診療と検診の区別が明確ではなく，確実な証拠が得られなかった」という判断で推奨グレード C（対策型検診では実施しないことを推奨）のままです．現在，TCS の死亡率減少効果をエンドポイントとしたランダム化比較試験（randomized controlled trial：RCT）が，日本の Akita pop-colon trial[2] を含め，現在国内外で 5 つ進行中であり，それらの結果によっては推奨グレードが変更される可能性が明記されています．ただし，RCT の結果から TCS 導入による大腸癌死亡率減少効果が示されたとしても，FIT と TCS を併用した対策型検診の実現のための課題は決して少なくありま

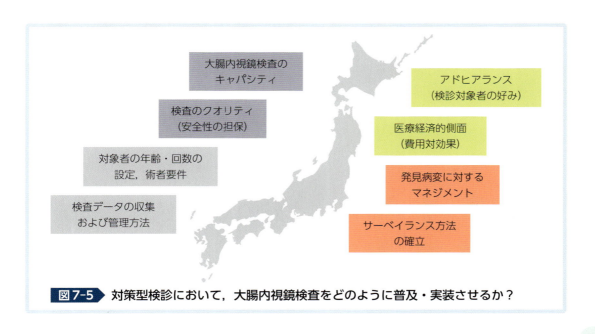

図7-5 ▶ 対策型検診において，大腸内視鏡検査をどのように普及・実装させるか？

せん．例えば，①TCSの安全性と精度管理，②検査処理能力（TCSのキャパシティ），③アドヒアランス（検診対象者の好み），④医療経済的側面からみた評価，このような課題が考えられます（**図7-5**）．併せて，TCS検診対象者（年齢）の選定と回数，術者要件，データ収集・管理方法についても事前に十分議論しておく必要があります．

文献・参考website

1) 平成16年度 厚生労働省がん研究助成金「がん検診の適切な方法とその評価法の確立に関する研究」班：有効性評価に基づく大腸がん検診ガイドライン，2005
2) Saito H, et al：Efficacy of screening using annual fecal immunochemical test alone versus combined with one-time colonoscopy in reducing colorectal cancer mortality：the Akita Japan population-based colonoscopy screening trial（Akita pop-colon trial）．Int J Colorectal Dis 2020；35：933-939

〈松田尚久〉

第8章

安全で苦痛が少ない大腸内視鏡検査

1 対象と前処置

I 大腸内視鏡スクリーニングの対象

表8-1 米国癌学会のガイドライン（文献1）より）

1. 大腸内視鏡スクリーニングの対象
   血便などの有症状は診療としての大腸内視鏡の対象だが，大腸内視鏡スクリーニングは，以下のような大腸癌リスク者が対象と考えられる
   ①便潜血陽性，②大腸癌家族歴，③BMI 22.5以上，④喫煙，⑤男性，⑥50代以上
2. 大腸内視鏡スクリーニングの対象年齢
   ・50〜75歳
   ・家族歴など高リスク→40代から対象
   ・76〜84歳は個別判断　健康度，健康寿命，過去の検査歴の有無で
   ・85歳以上は推奨しない

表8-2 米国予防医学作業部会（U. S. Preventive Services Task Force：USPSTF）（文献2）より）

50〜75歳の成人	50〜75歳の全ての成人に大腸がん検診を推奨	A
45〜49歳の成人	45〜49歳の成人における大腸がん検診を推奨	B
76〜85歳の成人	76〜85歳の成人の大腸がん検診を選択的に行うことを推奨する．エビデンスによると，この年齢層の全ての人にスクリーニングを行うことの有益性は小さい 個々の症例においてこのサービスが適切かどうかを判断する際，患者と医師は患者の全体的な健康状態，過去のスクリーニング歴および嗜好を考慮すべきである	C

　米国癌学会のガイドラインでは血便など症状がある場合には，診療としての大腸内視鏡検査の対象となります（**表8-1**）[1]．一方，大腸内視鏡スクリーニングでは不利益との兼ね合いで判断する必要があります．

　症状がない方を対象とした時，①便潜血陽性，②大腸癌家族歴，③BMI 22.5以上，④喫煙，⑤男性，⑥50代以上などのリスク因子がある場合に良い対象となります．

　また，対象年齢（**表8-1**）[1]について通常リスクの場合，効果と安全性から50〜75歳が良

い適応と考えられており，米国のガイドラインでも同様です（**表8-2**）[2]．

家族歴などで高リスクである場合には45歳など40代から対象となります．

一方，高齢者では，76〜84歳は医師の個別判断で行うことになります．健康状態，今後の生命予後が十分に期待されるか，過去の大腸内視鏡検査歴がある場合はその結果により判断します．

85歳以上ではリスクが高いため推奨されません．

II 大腸内視鏡スクリーニングの前処置

日本消化器内視鏡学会が5年毎に実施している偶発症のアンケート調査によりますと，大腸内視鏡の前処置に関連する偶発症では，腸管洗浄剤関連が最も多く，腸管穿孔などによる死亡例も報告されています．また，多量の服用を要するため苦痛も伴い，腸管洗浄剤が理由で再度の検査を躊躇する例もあるため，安全性と苦痛の軽減に配慮する必要があります．

まず安全に前処置を行うための方法を①〜⑤に示します．

①腸閉塞や穿孔のリスクを把握する：症状や便通の問診，必要時には腹部診察，腹部X線検査や超音波検査により，リスクをあらかじめ判断する
②検査数日前からの食事制限，前日の検査食
③便秘の事前治療：酸化マグネシウムや便秘治療薬で事前に排便を改善させる（前日夜に刺激性下剤の服用）
④腸管洗浄剤の選択：複数を用意して受診者の好みに配慮する
⑤自宅服用の場合，時間外でも可能な連絡先や対処方法の事前説明を文書と口頭で説明しておく．高齢者や高リスク者には医療施設内での服用とする

表8-3 大腸内視鏡スクリーニングの際に用いられる腸管洗浄剤

成分	商品名	飲みやすさ	服用量	洗浄力
ポリエチレングリコール	ニフレック®	○	2,000 mL	○
	モビプレップ®	○	1,500 mL	◎
クエン酸マグネシウム	マグコロール®	◎	1,800 mL	○
リン酸ナトリウム製剤	ビジクリア®	◎	50錠	○
硫酸マグネシウム	サルプレップ®	○	480〜960 mL	◎

次に腸管洗浄剤の種類について**表8-3**にまとめました．

味を優先するとマグコロール®，服用量や洗浄の早さではサルプレップ®が優れています．モビプレップ®は良好な洗浄力，ビジクリア®は液体を飲むことが苦手な方に錠剤で飲めることが利点です．

それぞれの腸管洗浄剤に利点や注意点があるため詳細は添付文書などを参照してください．

筆者らのクリニックでは，自宅で服用するものは，マグコロール®散を用いていて，前日夜900 mL，翌朝900 mLのスプリット法で行っています．

　味の面で断念する受診者もいるため，忍容性が高い点で採択しましたが，通常の服用方法では1,800 mLと多く，途中で断念する人がいたこと，洗浄力の点で不十分な方がいました．

　そこで，欧米で行われてきた，2回に分けて服用する方法を試したところ，1回の服用量が半分のためさらに忍容性が高く，洗浄不足の割合が減り，良好でした．

　自宅で飲む際には忍容性，安全性が重要であることから本方法を採用しています．

　また，自宅服用にリスクがある高齢者，遠方からの受診者，緊急例では朝からクリニックでサルプレップ®を服用して頂くようにしています．

　院内服用かどうかなど，各施設の事情により使用する腸管洗浄剤も変わりますが，受診者の視点として服用しやすく，高精度な内視鏡検査が実施できるよう，複数の選択肢を用意することも重要です．

文献・参考website

1) Wolf AMD, et al：Colorectal cancer screening for average-risk adults：2018 guideline update from the American Cancer Society. CA Cancer J Clin 2018；68：250-281
2) US Preventive Services Task Force：Screening for colorectal cancer：US Preventive Services Task Force Recommendation Statement. JAMA 2021；325：1965-1977

（間部克裕）

大腸内視鏡の際に飲む腸管洗浄剤は1種類だけですか？

Answer
腸管洗浄剤にはさまざまなものがあり，それぞれに特徴があるので，服用しやすい腸管洗浄剤を選択して頂くことが可能です（**表8-3**）．

　一般的にはポリエチレングリコール製剤（ニフレック®，モビプレップ®）が用いられ，1,500～2,000 mL服用します．洗浄力が高く，高精度な大腸内視鏡検査が可能です．一方独特の味や摂取量が多いことで服用が苦手な方，服用できない方がいらっしゃいます．

　味の面では，クエン酸マグネシウム製剤（マグコロール®）はスポーツドリンクのようで飲みやすい製剤です．特に右側結腸で若干洗浄力が劣るとも言われているため，検査食や前日の下剤併用などの工夫が必要です．

　リン酸ナトリウム製剤（ビジクリア®）は唯一の錠剤で50錠を服用します．5錠ずつ200 mLの水で15分かけて服用するので，1時間半かけて2,000 mLの水を飲むことになります．

　また，硫酸マグネシウム製剤（サルプレップ®）は少ない量で比較的早く良好な洗浄効果が得られます．

（間部克裕）

大腸内視鏡は何歳まで行うべきですか？

Answer
大量の血便などの症状を有する場合は別として，スクリーニング目的の大腸内視鏡検査は，そのリスク，負担と得られるメリットを検討して決める必要があります．

　米国の予防医療の推奨をまとめている米国予防医学作業部会（USPSTF）では，50～75歳までは推奨度A，76～85歳は推奨度Cで個々の健康状態，生命予後などから医師の判断で行います（**表8-2**）．

　45～49歳については推奨度Bです．

　このように，基本的にスクリーニングとしては75歳までは行うべきであり，76～85歳までは全員に推奨されるのではなく，これまでの検査歴や健康状態を考慮して行うかどうか判断します．

　86歳以上では，さらにリスクが上まわるため，スクリーニングとしては行うべきではありません．

（間部克裕）

第8章

安全で苦痛が少ない大腸内視鏡検査
2 大腸内視鏡挿入，観察方法

I 大腸内視鏡挿入法

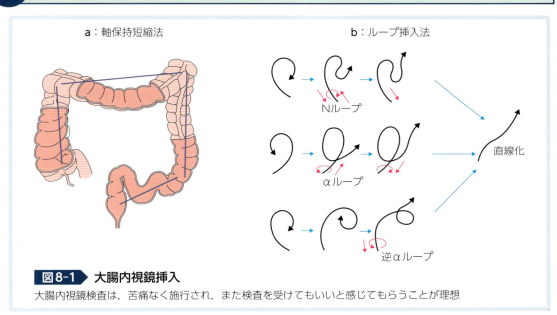

図8-1 大腸内視鏡挿入
大腸内視鏡検査は，苦痛なく施行され，また検査を受けてもいいと感じてもらうことが理想

　大腸内視鏡検査は，患者が苦痛なく受けていただくことが理想です．患者にリラックスしてもらうために，検査室を清潔にしておくことや，検査中に音楽を流す，検査医が検査中声がけすること等，検査室の環境も重要になります．その他，施設の状況にもよりますが，患者の体型に合わせて太径か細径かの内視鏡の選択や，鎮痛薬・鎮静薬の投与も大切です．鎮痙薬の使用，CO_2 の使用は，挿入しやすくなるだけでなく，患者の痛みを軽減させる意味でも必須と考えています．

　大腸挿入法は，いろいろな方法があります．その一つに軸保持短縮法があります（**図8-1a**）．内視鏡の軸を保持し，まっすぐ内視鏡を挿入することで，腸間膜が引っ張られることによる痛みを感じさせることなく挿入できる手技です．SD junction を通過するまでは可能なかぎり送気を避け，空気を可能なかぎり吸引し腸管腔をつぶし，ひだを滑り込ませるように右トルクをかけながら挿入していきます．下行結腸から横行結腸中部を越えるまでは，屈

曲部は少し押し気味で挿入し，横行結腸中部を越えたら，左トルクをかけながら吸引すると奥にみえる肝彎曲が近づいてきます．屈曲部まで近づいたら，右トルクをかけながら上行結腸に挿入し盲腸に到着します．軸保持短縮法が理想ではありますが，術後の癒着のある方，腸の長い方など挿入困難例が存在します．その場合はプッシュによるループ挿入法が必要になります（図8-1b）．ループ挿入法は，できるだけ早い段階でループを解除し直線化することが大切です．ただし，ループ挿入法はいずれも痛みを伴いますので，鎮痛薬・鎮静薬の投与をした方がよいと考えます．

II 用手圧迫法

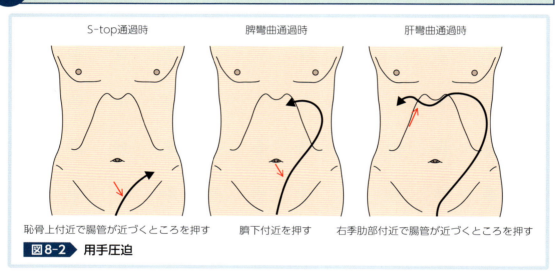

図8-2 用手圧迫

挿入時なるべくループ形成を回避させるために，工夫が必要となります．その一つが用手圧迫です（図8-2）．ループ形成後の用手圧迫はあまり効果がないため，ループを形成する前に用手圧迫してもらうことが重要です．軸保持短縮法は，腸管腔をつぶし，ひだを滑り込ませるように進めるのが基本ですが，内視鏡の先端が押しても引いてもひだの先に届かない部位に遭遇することがあります．そのまま押してしまうとループ挿入になってしまうため，その部位で用手圧迫をしてもらうと有効です．用手圧迫のポイント部位は大きく3ヵ所です．S状結腸挿入時は恥骨上付近，脾彎曲挿入時は臍の下付近，肝彎曲挿入時は右季肋部付近です．いずれも腸管が画面に近づくところを，内視鏡の先端が次の屈曲部の先に行くぐらいまで押してもらうのがコツで，決して上から強く押さえつける必要はありません．

用手圧迫でもうまく挿入できない時は，体位変換をします．S状結腸，脾彎曲挿入時は右側臥位，肝彎曲挿入時は左側臥位が有効な場合が多いです．用手圧迫，体位変換でもうまく挿入できない場合は，ループ形成をしていくことになります．

腸管腔をつぶして挿入するため，次の管腔がどちらであるかを認識することが困難な時が

あります．この点を解決してくれるのが先端フードです．画面上で先端フードを認識できなくなるぐらいの，内視鏡の先端から1～2 mm程度突出させることで，屈曲部や壁に近づいても至適間隔がとれ，赤玉になることが少なく次の管腔が認識しやすくなります．

大腸内視鏡挿入に関する重要ポイントを表8-4にまとめました．

表8-4　大腸内視鏡挿入重要ポイント

- 検査室の環境を整え，患者にリラックスして検査を受けてもらう
- 鎮痙薬，鎮痛薬・鎮静薬は可能であれば使用
- 性差，体型に応じたスコープの選択
- CO_2使用による挿入
- 痛みを与えない軸保持短縮法による挿入
- プッシュする前に用手圧迫や体位変換を試みる
- 先端フードの使用

III 大腸内視鏡検査で見逃しやすい部位

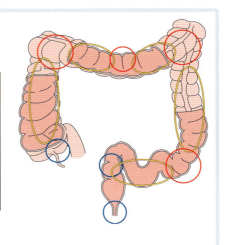

全腫瘍性病変の約25％の見落としがある

初回および2回目の大腸内視鏡検査における腺腫性および非腺腫性ポリープの頻度

	初回検査	2回目検査	見逃し率(％)
腺腫の総数	289	89	24
5 mm以下の腺腫数	217	81	27
6～9 mmの腺腫数	42	6	13
10 mm以上の腺腫数	30	2	6
腫瘍数	9	0	0
非腺腫性ポリープ数	230	89	28

図8-3　見逃しやすい部位（文献2）より）

大腸内視鏡検査のなかで，病変の見逃しを少なくして観察することは大変重要です．術者の腺腫検出割合（adenoma detection rate：ADR）を1％上昇させれば，3％大腸癌のリスクを減少させるとの報告もあります[1]．しかし，その一方で約25％の腫瘍性病変は1回の白色光の観察で見落としが存在することが報告されています（図8-3）[2]．

見落としの原因は2つ考えられます．一つはひだ裏等の盲点による見落としであり，もう一つは，病変が目の前にあるのに認識しにくい平坦・陥凹病変です．

図8-3に見逃しやすい部位を示しています．赤丸は，肝彎曲，脾彎曲，横行結腸中部，SD junctionのような強い屈曲部位です．屈曲のため正面視がしにくいため，内視鏡をゆっ

くり抜去しながら観察する必要があります．黄丸は，上行結腸，横行結腸，下行結腸，S状結腸，RSのひだ裏部位です．どうしてもひだ裏は盲点になりますので，何度か内視鏡を出し入れしながら，丁寧に観察することが重要です．最後に青丸ですが，一見見えていると思われる盲腸や直腸です．盲腸では，Bauhin弁下唇の裏側や，下部直腸では，順方向の10～11時に盲点がありますので注意が必要です．つまり大腸の全ての部位で盲点があることになります．対策については次項で述べます．

IV 大腸内視鏡検査の見逃しを減らすために

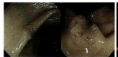
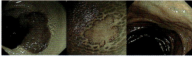

図8-4 見逃しやすいを減らすために (文献6)より)

まず観察時間は，6分以上の観察が推奨されています[3]．ただし，時間をかけすぎてもADRの向上はないため，6～13分ぐらいで観察するのが理想と思われます．

次に，ひだ裏等の盲点による見落としを減らすために，いろいろな工夫，機器開発が行われています[4]．上行結腸での反転観察，広視野角の内視鏡，ひだをかき分けて観察するようなアタッチメント等，盲点を画像化させることによって見落としを防ぐ機器です．どの方法も白色光での観察より，病変の発見率の向上，見逃し率の減少が報告されています[4]．日本でも，330°視野角の内視鏡と現在使用されている170°視野角の内視鏡との比較試験が行われましたが，病変の発見率，見逃し率ともに330°視野角の内視鏡の方が良好であったとの報告がされました[5]．以上から盲点の見逃しには，広視野角の内視鏡やアタッチメント装着が有効であることがわかります．

ただし，もう一つの見落としの原因である，病変が目の前にあるのに認識しにくい平坦・

陥凹病変に関しては，上記機器を用いても発見の向上は期待できません．そこで，NBI（narrow band imaging）等の画像強調内視鏡（image enhanced endoscopy：IEE）での観察による発見率の向上が期待され，IEE 出現初期は，画面の暗さ等から病変の発見率向上を認めませんでしたが，機器が進歩した最近では，IEE 観察の方が白色光観察より病変の見逃し率が減少するという報告がされるようになりました[4]．悪性度が高いとされているⅡc病変，LST-NG 病変を対象にした検討では，約 90％の病変で brownish area，O-ring sign として認識されることがわかり，IEE 観察することでこれらの病変発見の向上が期待されています（**図 8-4**）[6]．

大腸内視鏡検査での見逃しを減らすための観察の重要ポイントを**表 8-5** にまとめました．

表 8-5 観察方法重要ポイント

- 見逃しの原因は，盲点と平坦・陥凹病変
- 見逃しやすい部位は，大腸全て
- 理想の観察時間は約 10 分程度
- 慣れれば画像強調観察
- 画像強調観察は，平坦・陥凹病変の発見の向上に期待

文献・参考 website

1) Corley DA, et al：Adenoma detection rate and risk of colorectal cancer and death. N Engl J Med 2014；370：1298-1306
2) Rex DK, et al：Colonoscopic miss rates of adenomas determined by back-to-back colonoscopies. Gastroenterology 1997；112：24-28
3) Desai M, et al：Impact of withdrawal time on adenoma detection rate：results from a prospective multicenter trial. Gastrointest Endosc 2023；97：537-543.e2
4) Ikematsu H, et al：Detection of colorectal lesions during colonoscopy. DEN Open 2021；2：e68
5) Kudo T, et al：New-generation full-spectrum endoscopy versus standard forward-viewing colonoscopy：a multicenter, randomized, tandem colonoscopy trial (J-FUSE Study). Gastrointest Endosc 2018；88：854-864
6) Nakamura H, et al：Visual assessment of colorectal flat and depressed lesions by using narrow band imaging. Endosc Int Open 2017；5：E1284-E1288

〈池松弘朗〉

第8章 ● 安全で苦痛が少ない大腸内視鏡検査

Q12 大腸内視鏡の適切な抜去時間は？

> **Answer**
> 大腸内視鏡の抜去時間は生検や処置を行わない場合，最低でも6分以上必要です．

　大腸内視鏡は軸保持短縮法など，苦痛を伴わないように伸ばさずに挿入するため，観察は主に抜去時に行います．

　そのため，抜去時間は重要な質の指標（quality indicator：QI）であることが報告されています．

　平坦病変や微小病変も見逃さないよう，抜去時は通常光に加えてnarrow band imaging（NBI）などの画像強調内視鏡（image enhanced endoscopy：IEE）でも観察することが重要です．また，右側結腸は腫瘍ができても症状が出にくく，免疫便潜血検査（fecal immunochemical test：FIT）も偽陰性となることが多いため，観察は特に注意が必要です．

　上行結腸では仰臥位に加えて左側臥位での観察，可能な場合は反転観察も行います．

　直腸から肛門にかけても見逃しが多いため直腸でも反転観察や丁寧な観察を心がけます．

　このように丁寧な観察が腺腫検出割合（adenoma detection rate：ADR）の向上にも効果的です．観察時間は生検やポリープ切除などの処置がなくても6分から10分程度かけています．

　日本消化器内視鏡学会の「大腸内視鏡スクリーニングとサーベイランスガイドライン」のCQ9にも抜去時間のことが記載されていて，病変がない場合でも，観察時間は6分以上とされています．

　2006年に6分以上の観察時間がポリープ発見率，ADRなどが良好であると報告され，その後は8分以上，10分以上など長い方が良いとする報告と，変わりないとする報告があり結論は出ていません．

　長くなれば受診者の苦痛が増す恐れ，検査件数が少なくなることもあり，適切な観察時間が望まれます．

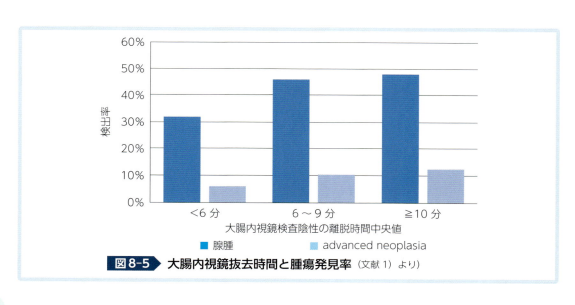

図8-5 大腸内視鏡抜去時間と腫瘍発見率（文献1）より）

また，日本からの報告（図8-5）[1]でも6分以上の観察時間が良いことが示されており，大腸内視鏡の抜去時間は生検やポリープ切除などの処置を行わない場合でも6分以上必要といえるでしょう．

 文献・参考website

1) Kawamura T, et al：Colonoscopy withdrawal time and adenoma detection rate：a Japanese multi-center analysis. J Gastroenterol Hepatol Res 2017；6：2273-2278

（間部克裕）

Q13 大腸憩室多発例に対する注意事項は？

Answer
前処置における注意事項，内視鏡挿入時・抜去時に注意すべきポイントがいくつかあります．

憩室多発例における大腸内視鏡のリスクはさまざま考えられます．

1）前処置に関連する注意事項

憩室多発例では，腸管洗浄剤による憩室炎や虚血性大腸炎，穿孔のリスクもあるため，事前の軟下剤投与，検査食などを考慮し，強い腹痛が生じた場合には中止し連絡するように説明します．

また，憩室内に嵌頓した便は容易に排出されないため，腸管洗浄剤の効果確認の際，きれいな液状便で憩室由来の固形便が混ざっていても浣腸追加などは行いません．

2）内視鏡挿入時

憩室により挿入方向がわからなくなったり，憩室からの便で視界が悪くなることもあります．また繰り返す憩室炎で周囲と癒着したり大腸が硬くなることがあり，挿入困難や挿入時痛につながることがあります．

適時，体位変換を行い，先端フードを用いるなど丁寧に安全に内視鏡を挿入することが重要です．

3）内視鏡抜去時

憩室や憩室からの固形便，憩室炎後の癒着により腫瘍を見落とす可能性があります．挿入時，抜去時ともに十分に観察するよう気を付けます．

（間部克裕）

癒着など挿入困難が予測されるのはどんな時？その場合の対応は？

Answer

腹部手術の既往，子宮内膜症や子宮筋腫などの婦人科疾患，多発性の大腸憩室症や大腸憩室炎の既往などでは，癒着による挿入困難が予測されます．

以下のような対応が考えられます．
①拡大機能付きであっても硬度可変や受動湾曲機能のついた細径内視鏡を用いる，それでも難しい場合には拡大機能のない極細径内視鏡を用います．
②体位変換や送水，適切な用手圧迫などの行える工夫を行います．
③鎮静薬，鎮痛薬などを用いて力みのない状況で行います．

その他，肥満体型の場合にも挿入困難なことがあります．この場合，腹臥位も含めた体位変換，バンド装着，適切な用手圧迫，横行結腸での吸気，硬度可変内視鏡の使用などの対策を講じます．

それでも厳しい場合にはバルーン内視鏡の使用や大腸 CT colonography なども考慮します．

（間部克裕）

第8章

安全で苦痛が少ない大腸内視鏡検査

3 安全で苦痛が少ない大腸内視鏡に必要な周辺機器（機器，CO_2，他），薬剤

I スコープ選択（表8-6）

表8-6 挿入困難例に対するスコープ選択

- 結腸過長症等（癒着なし）
  ⇒太径，ロングスコープ
- 腹部骨盤術後（癒着あり）
- 強い屈曲
  ⇒細径，受動湾曲

- 前回，盲腸到達不可
  ⇒バルーン内視鏡，または極細径スコープ

　結腸過長症，骨盤・腹部手術後，骨盤内放射線照射後，多発大腸憩室，高齢，女性，低BMI，前処置不良などが大腸内視鏡挿入困難の要因として知られています．ループを形成しやすいですが，癒着がない症例の場合と，癒着による挿入痛が強い症例ではスコープ選択は異なります．前者では硬めのスコープやロングスコープが適していますし，後者では細径で軟らかいスコープが適しています．過去の検査で盲腸到達不能な症例においてはバルーン内視鏡や極細径スコープを考慮します．腸管の強い屈曲や病的な狭窄が原因で，汎用の細径大腸内視鏡を用いて屈曲，狭窄を越えられない場合は，挿入外径の大きいバルーン内視鏡は挿入困難な可能性が高く，無理な挿入を試みれば穿孔の危険を伴います．このような症例には，より細径で軟らかい極細径受動湾曲機能付きスコープ［PCF-PQ260L（オリンパス），EC-760XP/L（富士フイルム）］の方が適していると考えられます．極細径スコープと通常スコープを比較したメタ解析では，盲腸到達割合と検査時の腹部不快感について極細径スコープが有意に優れていました[1]．一方，盲腸到達時間と腺腫検出割合（adenoma detection rate：ADR）では差がありませんでした[1]．極細径スコープを用いた場合にループを形成したまま，盲腸に到達することも十分に想定されるためにロングスコープを選択することがお薦めです．PCF-PQ260Lについては2024年時点で後継機種がありませんが，シングルバルーン用のスコープ［SIF-H290S（オリンパス）］が先端部径が同じで有効長が200 cm，鉗子口径が3.2 mmあるので，オーバーチューブを使用しなければ，PCF-PQ260Lと同様に使用

II CO₂ 送気 （表8-7）

表8-7　大腸内視鏡検査時の CO₂ 送気

- 腸管内で空気の35倍の速度で吸収される
- CO_2 蓄積のリスクは低い
- 空気と比較し，検査中〜検査後，特に検査後の腹部症状（腹部膨満感，腹痛など）の軽減効果あり
- 患者受容性向上効果あり
- ガイドラインで推奨
- 保険償還が認められていない

　CO_2 は腸管内で空気の35倍の速さで吸収されるという特性を活かし，大腸内視鏡検査時の送気に使用されています．初期の研究で CO_2 蓄積の危険は臨床的に問題にならないことが報告されています．大腸内視鏡検査時の CO_2 送気と Air 送気を比較したメタ解析では検査中の腹部症状（腹部膨満感，腹痛など）は CO_2 送気の方が若干少ないですが，むしろ検査終了後（30分，1〜2時間，6時間）の腹部症状は CO_2 送気の方が著明に軽減しました[2]．このように患者の立場に立てば，CO_2 送気による患者受容性向上は明らかで，「大腸内視鏡スクリーニングとサーベイランスガイドライン」においても使用が推奨されています[3]が，残念ながら現在まで保険償還が認められていません．CO_2 送気に必要なコストは機器購入に加えて，1例当たり約30円のランニングコストとなります[4]．2018年に日本消化器内視鏡学会指導施設を対象に実施した調査では CO_2 送気を導入している施設は95％，大腸内視鏡検査の半数以上に使用している施設は65％でした[5]．保険償還によりさらなる普及が期待されます．

III 体位変換・用手圧迫 （表8-8）

表8-8　体位変換・用手圧迫

- ループ形成予防による盲腸到達時間短縮，挿入時痛軽減を期待
- 意識下鎮静での利用
- 体位変換により屈曲を鈍角化
- 用手圧迫によるループ形成予防
- 臨床研究によるエビデンスは少ない

　大腸内視鏡時の体位変換や用手圧迫はループ形成を予防することにより盲腸到達時間短縮や挿入時痛軽減が期待されます．無鎮静や意識下鎮静が多い本邦では日常的に利用されてい

ますが，鎮静深度が深いと実施困難で，そのために海外からの報告はまれです．体位変換は主に腸の屈曲を鈍角化する目的で行います．左側臥位では肝彎曲が鈍角化するため肝彎曲から上行結腸に入りづらい時に有効です．右側臥位では脾彎曲が鈍角化するため，吸気しても横行結腸が伸びてしまう場合などに有効です．また，背臥位は用手圧迫を併用する場合に有用です．**恥骨上部あたりを軽く圧迫して右回旋しながら挿入**するとS状結腸のループ形成を防ぐことができます．同様にSD junctionや肝彎曲を越える際にも圧迫は有用です．**ただし，圧迫が強いと受診者は苦痛を感じ，力んでしまいかえって挿入困難になる場合があるため，ループ形成前に軽く押さえるのがコツ**になります．用手圧迫が効かない場合にまれに腹臥位にすることがあります．詳細は大腸内視鏡挿入法についての成書を参照していただきたいです．

IV 鎮痙薬 （表8-9）

表8-9　鎮痙薬

- 挿入および観察時の蠕動抑制を期待
- ブチルスコポラミン，グルカゴン，ミンクリア®が選択可能
- 鎮痙薬による挿入時痛の軽減や受容性向上，ADR向上についての有用性は明らかではない
- アナフィラキシー，低血糖発作に対する救急処置ができるように準備が必要

　本邦においては大腸内視鏡検査における，挿入および観察時の蠕動抑制を期待してブチルスコポラミンやグルカゴンなどの鎮痙薬の前投薬としての投与は一般的です．前述の学会調査では全例投与している施設は54％，必要に応じての投与が32％でした[5]．静脈ルートを確保し，検査開始前に0.5A投与し，効果が減弱して蠕動が出てきた場合に追加するのが良い印象です．現在まで，複数の臨床研究が実施されていますが，鎮痙薬による挿入時痛の軽減や受容性向上，ADR向上についての有用性は明らかではありません．投与する場合にはまれながら，副作用にアナフィラキシーがあり，救急対応が可能な備えが必須です．グルカゴンではインスリンの過剰分泌による低血糖が検査後半，検査終了後に生じることがあるので，血糖測定と糖分補給がすぐにできるように備えておきます．一方，保険適用はありませんが，*l*-メントール製剤（ミンクリア®）は腸管内に散布することにより，一時的に蠕動を抑える効果があり，安全に使用可能です．

V 鎮静・鎮痛薬（表8-10）

表8-10　鎮静・鎮痛薬

- 患者の不安や疼痛の軽減，満足度向上をもたらす
- 盲腸到達時間短縮やADR向上効果は明らかではない
- ガイドラインで鎮静は弱く推奨されている
- 保険適用上，内視鏡時に投与可能な薬剤はデクスメデトミジン塩酸塩のみ
- ミダゾラムについては保険診療で認められることになった
- 監視，モニタリング，トレーニングが必須

　鎮静・鎮痛薬投与は患者の不安や疼痛の軽減，満足度向上をもたらします．医師の満足度は向上させますが，盲腸到達時間短縮やADR向上効果は明らかではありません．「内視鏡診療における鎮静に関するガイドライン」では大腸内視鏡検査時に鎮静を実施することを弱く推奨しています[6]．前述の学会調査では鎮静・鎮痛薬を両方とも原則投与は17％，鎮静薬のみ投与が14％，鎮痛薬のみ投与が7％，いずれも投与しないのが62％でした[5]．本邦では鎮静・鎮痛薬投与は一般的とは言えないが，その一因として，内視鏡時に使用されている薬剤のなかで保険適用となっている薬剤が，デクスメデトミジン塩酸塩のみであることが挙げられます．2023年3月，厚生労働省から内視鏡時のミダゾラムの使用を保険診療として認めることが公表されました．このことはミダゾラムの使用に関して後押しとなる可能性があります．鎮痛薬の投与は鎮静薬のみでは鎮静効果が不十分な場合に併用すると，患者満足度向上や鎮静薬使用量減量に有用な場合もあります．鎮静・鎮痛薬を投与する際には前述のガイドラインを参考に，監視，モニタリングを実施します．また，急変時に対応できるように拮抗薬，救急カートの準備が必須です．また，内視鏡検査に関わる医師のみならず看護師，臨床工学技士においても鎮静に関する講習・トレーニングを受講することが求められます．施設の現状に応じた施設内の鎮静マニュアル作成は安全確保のために有用と考えられます．

文献・参考website

1) Sofi AA, et al：Meta-analysis of the performance of ultrathin vs. standard colonoscopes. Endoscopy 2017；49：351-358
2) Rogers AC, et al：A meta-analysis of carbon dioxide versus room air insufflation on patient comfort and key performance indicators at colonoscopy. Int J Colorectal Dis 2020；35：455-464
3) 斎藤豊, 他：大腸内視鏡スクリーニングとサーベイランスガイドライン．Gastroenterol Endosc 2020；62：1521-1560
4) 林智之, 他：大腸内視鏡検査における二酸化炭素送気の有用性の検討．Gastroenterol Endosc 2012；54：3560-3566
5) 堀田欣一, 他：日本における大腸内視鏡検査の現状に関する実態調査．日本消化器内視鏡学会（監）：下部消化管内視鏡スクリーニング検査マニュアル, 医学図書出版, 2018
6) 後藤田卓志, 他：内視鏡診療における鎮静に関するガイドライン（第2版）．Gastroenterol Endosc 2020；62：1637-1681

（堀田欣一，間部克裕）

Column

軸保持短縮法による挿入法と内視鏡機種選択

　大腸内視鏡挿入手技の基本は軸保持短縮法であり，この挿入法をマスターしてこそ，苦痛のない挿入が可能となります．大腸内視鏡の機種を症例ごとに選択することも，挿入の苦痛軽減には大切なことです．当院では，オリンパス製 CF-XZ1200I（以下 XZI），PCF-H290ZI（以下 PCZ），PCF-PQ260I（以下 PQI）の各内視鏡機種を主に使用しています．これら3機種のなかから症例の体型や性，年齢，婦人科手術などの既往歴や，癒着の程度によって機種の選択を行っています．痩せ型で高齢女性，癒着のある症例では PQI を使用，男性には XZI を積極的に使用しており，PCZ の使用頻度は少ない傾向にあります．軸保持短縮法での挿入は，PQI よりも XZI が相応しく，いかに腸管を伸ばさないように挿入するかがポイントです．

　PQI による挿入は，むしろ軸保持短縮挿入にこだわらずとも，ループ形成挿入で腸管が過伸展されても苦痛は少なく，盲腸到達を可能とします．そのため，軸保持短縮挿入のイメージ学習ができず，大腸内視鏡の軸保持短縮挿入の熟達には不向きなものと考えています．PQI はあくまでもバックアップ内視鏡であり，XZI や PCZ では苦痛を与える可能性のある症例に限定して使用することを推奨したいです．

　挿入法には，大きく分けて軸保持短縮法とループ形成挿入法の2つがあり，症例毎にどちらの挿入パターンが適しているかを早い段階で見極めることは大切なことです．

　筆者がルーチンに行っている挿入法を解説します．

①受診者は左側臥位で挿入を開始します．直腸内挿入後は，Rb・Ra で決して送気せずに回旋操作主体に RS に到達します．

②RS では空気吸引を十分に行い，左回旋のみでプッシュを使わないような意識のもとに回旋主体で挿入します．

③内視鏡挿入後，肛門縁（anal verge：AV）20 cm の距離に達したところ（以下 AV 20 cm）で，<u>全ての症例</u>で左側臥位から仰臥位への体位変換を行います（**図1**）．AV 20 cm の挿入位置は，S-top（top of sigmoid colon）と呼び，この位置は S 状結腸の挿入形状（軸保持短縮とループ形成）を予測するうえで重要なターニングポイントと考えています．その予測方法は，この S-top 位置で，1）管腔が閉ざされ腸管壁を正面に捉え，先の管腔を画面上で右下にみる場合は，軸保持短縮挿入を可能とする典型的パターンです．2）この S-top レベルで管腔が直線的にみえる場合では，S 状結腸がやや過長で S-top が高位に存在することや，3）左方向に管腔が直線的にみえる場合には，αループや逆αループなど S 状結腸がループ形成の過長なパターンであることを予測します．

④時に，S-top レベルで，次の管腔が画面上，右下ではなく上側や左側にみえることがありますが，そのような場合にも次の管腔位置をアングル操作によって画面右下にくるようなスコープコントロール，もしくは，ある程度プッシュした後に軸保持短縮挿入を試みるパターンも多く

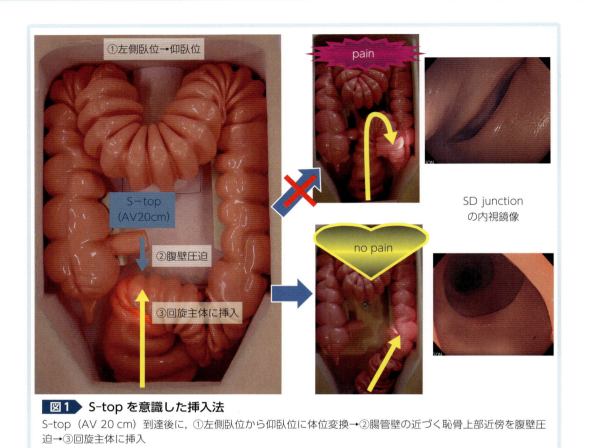

図1 S-top を意識した挿入法
S-top（AV 20 cm）到達後に，①左側臥位から仰臥位に体位変換→②腸管壁の近づく恥骨上部近傍を腹壁圧迫→③回旋主体に挿入

経験します．

　全症例を S-top レベルで必ず左側臥位から仰臥位に体位変換をする理由は，仰臥位の方が SD junction の屈曲部が鈍角化し，屈曲部通過に有利となるためです．それに加えて，前述した S 状結腸の走行を予測するためには，全症例を同じ体位，かつ S-top レベル（AV 20 cm の挿入距離）に統一した同条件で判断するためです．

　軸保持短縮法を行う心構えとしては，時間を気にして急いで挿入しようとすると，かえってプッシュが優先し，腸管の過伸展，ループ形成に移行しやすいです．常に上述した基本的挿入法を念頭に，慎重かつ丁寧に挿入します．具体的には，腸管の屈曲部をひっかけ（hooking the fold），そして pull back による腸管の畳み込み操作，そして S 状結腸の解剖学的走行から右回旋の right turn shortening を用いて軸保持短縮挿入を行います（図2）．この一連の操作は，XZI のような硬くて太いスコープの方が，PQI のような細くて軟らかい弾発力の弱いスコープよりも適しています．PQI は弾発力が弱いため，hooking the fold による pull back 操作での腸管の畳み込みが難しいため，プッシュでループ形成挿入になりがちです．PQI は細くて軟らかいスコープのため，ループ形成のような腸管過伸展でも XZI に比べて苦痛が生じにくいです．そのため，PQIを主に使用している内視鏡医は，軸保持短縮法よりもループ形成挿入法，プッシュ優位の挿入になりがちとなるため，軸保持短縮法のイメージを完全にマスターするには XZI が適しています．

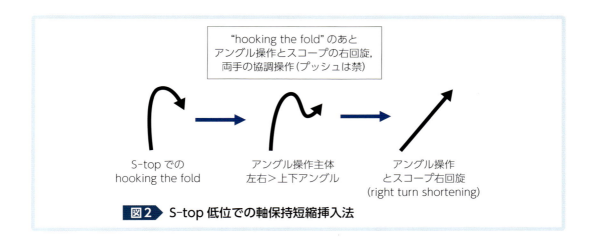

図2 S-top 低位での軸保持短縮挿入法

　S状結腸の走行パターンには，S-top低位，S-top高位，Mループ（S-topが2ヵ所以上に存在するS状結腸過長症があり，Mループと呼んでいます），αループ，逆αループなどがあり，S-topレベルでその走行を予測します．ループ形成以外は，軸保持短縮挿入を可能とするパターンで，S-top高位とMループは，ある程度プッシュ挿入を交えた比較的難易度が高い挿入法となります．また，腹壁圧迫や体位変換も大切な補助手段であり，ループ形成挿入の場合には，右側臥位が有効なことが多く，肥満体型で横行結腸が長くγループ形成では，腹臥位を有効とする場合があります．

　最後に軸保持短縮法をマスターするためには，太径スコープが適していることを改めて強調しておきたいです．

（藤井隆広）

▶動画1　S-topを意識した軸保持短縮法―佐野ライブ―

Column

内視鏡挿入形状観測装置（UPD）の有用性

内視鏡挿入形状観測装置（endoscope position detecting unit：UPD）（オリンパス）とは，内視鏡挿入中のスコープの形状や位置をリアルタイムに3次元的に画像表示する大腸内視鏡挿入支援システムです[1]．専用スコープや挿入形状観測プローブに埋め込まれた電磁送信コイルから発生するパルス化された低強度磁界をアンテナ部が受信し，その磁気パルスからスコープ挿入部の正確な位置と向きを計算し，モニターに3次元画像として再現します（図1）．

UPDの利点として，①～③があります[2]．

① X線による透視をしなくても挿入形状や位置が3次元的な画像として確認できるため，被曝のリスクがありません．

② スコープが可視化されることにより，検査中のスコープの直線化や消化器内視鏡技師による腹部用手圧迫の部位の確認に有用です．

③ 体外マーカーを腹部に当てるとモニターに表示されるため，腹部用手圧迫の正確な部位の確認ができる利点があります．

そのほかに，1）研修医（trainee），熟練医（expert）ともに挿入時間が有意に短縮，2）traineeの内視鏡検査およびexpertの挿入困難例の検査に有用，3）病変の局在の同定に有効，4）盲腸到達率が向上，5）患者の苦痛度が減少，6）X線透視下に比べて検査時間が有意に短縮，7）病変の局在部位の正確な同定が可能，などがUPDの有用性として報告されています．

大腸内視鏡挿入には大腸の走行を立体的（3次元）に把握することが重要です．挿入中の内視鏡の形状をUPDによって立体的に把握することができます（図2）．そのため経験や勘に頼らず実際の挿入形状を3次元表示できるため，traineeの内視鏡挿入指導ならびに新人消化器内視鏡

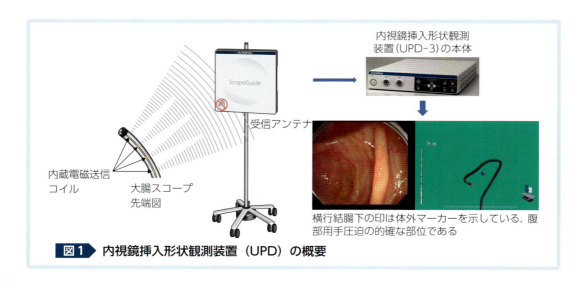

図1　内視鏡挿入形状観測装置（UPD）の概要

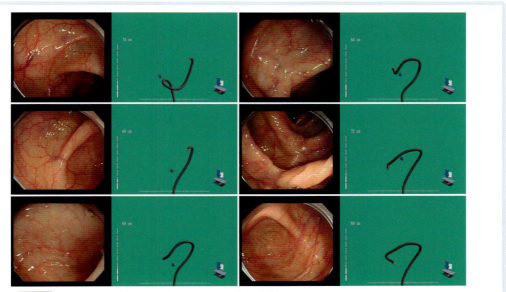

図2 挿入中の内視鏡画像とUPD画像の対比
タイムラグなく，内視鏡挿入中のスコープの形状や位置がリアルタイムに3次元的に表示されている．印は体外マーカーを示している

技師の腹部用手圧迫の教育的効果が高いです．expertにおいては内視鏡挿入困難例への有用性が高いです．

　UPD導入初期にUPDを使用して筆者単独で行った全大腸内視鏡検査（total colonoscopy：TCS）連続900例のうち896例（99.6％）が盲腸まで挿入できました．TCS不成功例は肝彎曲の癒着，肥満・太鼓腹でS状結腸過長・直線化困難な症例などでした．盲腸までの平均挿入時間は$2.9±1.6$分で，同時期のUPD未使用の挿入時間の$2.3±1.8$分と有意差はありませんでした．放射線被曝がなく，内視鏡挿入困難例に対してのみならずルーチンのTCSに対してUPDは有用性が高いと考えられました．これらより今後，実地診療での普及が望まれます．

文献・参考website

1) 多田正大：コロナビを用いた新 大腸内視鏡テクニック，医学書院，2000
2) 野崎良一，他：医師と内視鏡技師のコラボによる腹部用手圧迫を用いた大腸内視鏡挿入法—患者にやさしい内視鏡検査，日本メディカルセンター，2014

（野崎良一）

▶動画2　UPDと腹部用手圧迫を用いた大腸内視鏡挿入

第9章

大腸内視鏡検査でみつかる所見の診断と対応
1 腫瘍性病変の診断

I FIT陽性患者に対する大腸内視鏡検査の腫瘍検出割合

- adenoma detection rate（ADR）（表9-1）
- advanced adenoma detection rate（AADR）
- colorectal cancer detection rate（CRCDR）

表9-1 adenoma detection rate（ADR）

- 大腸内視鏡の最も重要なquality indicator
- 中間期癌，大腸癌死亡と相関関係にあり
- FIT陽性患者のADRは30.9〜53.6％
- スクリーニング対象のADRは36.7〜37.5％

1. 大腸内視鏡検査における最も重要なquality indicator＝ADR[1]

　ADRが20％未満の内視鏡医は20％以上の医師と比べて，中間期癌（interval cancer）発生のリスクが10倍以上となることが報告されています[2]．また，内視鏡医毎のADRは7.4〜52.5％と大きな格差があり，ADRが1％向上すると大腸癌発生率を3％，致死的大腸癌発生率を5％軽減すると報告されています[3]．

2. ADRに影響する因子

　年齢，性別，検査目的，人種，内視鏡医の経験，抜去時間，腸管前処置，使用内視鏡機器などさまざまな要素があります．したがって背景の揃っていない異なる研究のADRを単純に比較することは意味がありません．

3. FIT陽性対象者に対するADR

日本人を含んだ成績がAsia-Pacific Working Group on Colorectal Cancerより報告されており，**50歳以上の免疫便潜血検査（fecal immunochemical test：FIT）陽性対象者のADRは53.6%**であり，スクリーニング大腸内視鏡対象者の37.5%より有意に高かった．男性では61.6%，女性では43.2%でした．また，**AADRは29.9%であり，スクリーニング大腸内視鏡対象者の約8倍**でした．**大腸癌検出割合においてはFIT陽性対象者では4.1%であり，スクリーニング大腸内視鏡対象者の約30倍**でした[4]．スペインの40歳以上の対象者を対象とした報告では，FIT陽性対象者のADRは50.3%，AADRは27.6%でした[5]．以上の結果より，FIT陽性者には速やかに全例大腸内視鏡検査による精査が必要となります．

4. 任意型大腸内視鏡検診のADR

Sekiguchiらの報告では任意型検診で実施したスクリーニング大腸内視鏡の**全体のADRは36.7%で，男性では44.3%，女性では26.7%**でした[6]．

II 大腸腫瘍性病変の内視鏡診断［管状腺腫，絨毛腺腫，鋸歯状腺腫，sessile serrated lesion（SSL）］

1. 腫瘍・非腫瘍，腺腫・腺癌の鑑別診断

表9-2 腫瘍性病変の診断に必要な内視鏡診断学
（文献7，8）より）

・腫瘍・非腫瘍の鑑別
・癌の深達度診断
大腸内視鏡スクリーニングとサーベイランスガイドライン（2020）
CQ12：スクリーニング大腸内視鏡検査を行う際に，拡大内視鏡を使用すべきか？ 　拡大観察は大腸病変の質的診断に有用であり，スクリーニング大腸内視鏡検査を行う際に拡大内視鏡の使用を提案する． （推奨の強さ2，エビデンスレベルC）
大腸ポリープ診療ガイドライン2020
CQ4-3：画像強調観察を併用した拡大内視鏡検査は大腸腫瘍の組織診断および深達度診断に有用か？ 　有用であり，画像強調観察を併用した拡大内視鏡検査を提案する． （推奨の強さ弱，エビデンスレベルC）

表9-3　腫瘍・非腫瘍の鑑別

	色素（インジゴカルミン散布）	NBI
分類	工藤・鶴田分類	JNET分類（拡大，日本） NICE分類（非拡大，海外）
手技	色素散布の労力，コスト ターゲット以外の観察に影響	簡便，追加コストなし ターゲット以外の観察に影響なし
機器	白色光のみの機器で可能	NBI対応機器が必要
診断能	・感度92%，特異度99.8%（単施設前向き[a]） ・感度93%（拡大），71%（非拡大）特異度85%（拡大），60%（非拡大）（単施設RCT[b]）	・感度98%，特異度88%（メタ解析[c]）
PIVI閾値（NPV>90%）	データなし	拡大，academic，expertでクリア[d]
エビデンス	少ない	多い

a) Kato S：World J Gastroenterol 2006；12：1416-1420, b) Konishi K：Gastrointest Endosc 2003；57：48-53, c) Guo TJ：J Gastroenterol 2018；53：701-711, d) Abu Dayyeh BK：Gastrointest Endosc 2015；81：502.e1-e16 より

a. 白色光観察

まず，白色光で形態，色調，腫瘍径，表面性状，周囲粘膜などの観察を行い，腫瘍・非腫瘍（表9-2[7,8]，3），良性・悪性の診断について当たりをつけます．いわばファーストインプレッションですが，その後の内視鏡観察を効率的に進めるために重要です．

b. 画像強調内視鏡（IEE）観察

表9-4 有効性が検証されたNBI分類（文献9）より）

- NICE分類（非拡大）日本＋欧米の開発グループ
- JNET分類（拡大）日本の開発グループ

	Japan NBI Expert Team (JNET) Classification			
	Type 1	Type 2A	Type 2B	Type 3
Vessel pattern	・Invisible*1	・Regular caliber ・Regular distribution (meshed/spiral pattern)*2	・Variable caliber ・Irregular distribution	・Loose vessel areas ・Interruption of thick vessels
Surface pattern	・Regular dark or white spots ・Similar to surrounding normal mucosa	・Regular (tubular/branched/papillary)	・Irregular or obscure	・Amorphous areas
Most likely histology	Hyperplastic polyp/Sessile serrated lesion	Low grade intramucosal neoplasia	High grade intramucosal neoplasia/Shallow submucosal invasive cancer*3	Deep submucosal invasive cancer
Endoscopic image				

*1：If visible, the caliber in the lesion is similar to surrounding normal mucosa.
*2：Micro-vessels are often distributed in a punctate pattern and well-ordered reticular or spiral vessels may not be observed in depressed lesions.
*3：Deep submucosal invasive cancer may be included.

narrow-band imaging（NBI）などの色素を用いない画像強調内視鏡（image enhanced endoscopy：IEE）を行います．その際に拡大機能付きのスコープを用いている場合には，拡大観察を併用することは診断精度，確信度を高めるために有用です．NBI診断ではJNET分類（**表9-4**）を用いることが推奨されます[9]．腺腫と過形成性ポリープの鑑別は，弱拡大やnear focusでも十分可能です．JNET分類を用いた診断を行い，高確信度でJNET Type 2Aであれば，腺腫性ポリープと診断可能であり，色素観察は不要です．

c. 色素観察（インジゴカルミン散布）

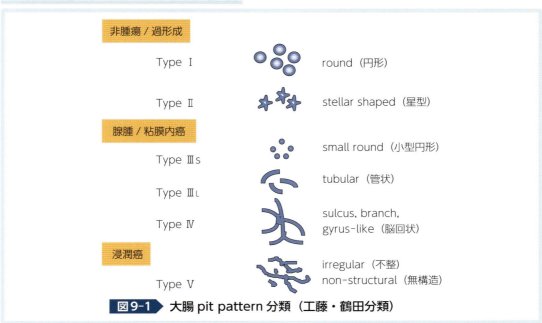

図9-1 ▶ 大腸 pit pattern 分類（工藤・鶴田分類）

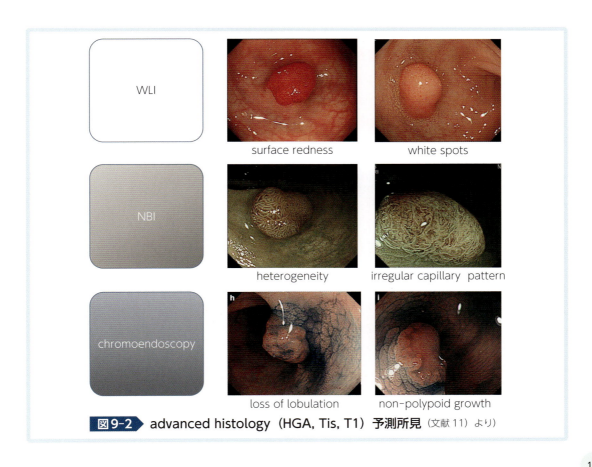

図9-2 ▶ advanced histology（HGA, Tis, T1）予測所見（文献11）より

JNET Type 2A と Type 1 の診断に迷う症例では色素観察に進んだ方がよいです．また，JNET Type 2B または 3 の場合にも色素観察は必須です．腺腫と過形成，または SSL で迷う場合にはインジゴカルミン散布で pit pattern 診断を行います．pit pattern 診断には工藤・鶴田分類（図 9-1）を用いることが推奨されます[10]．ⅢL またはⅣ型 pit pattern の場合には腺腫，Ⅱ型の場合には過形成または SSL であり，SSL の場合には開大したⅡ型 pit pattern を伴うのが特徴です（図 9-2）[11]．アクセントのない SSL であれば分割切除も容認します．2 段隆起，発赤，陥凹，腫瘍性ピット，Type 1 以外の NBI 所見などの所見があれば dysplasia，癌の併存の可能性を考慮して，IEE，拡大観察を実施します．SSL with dysplasia（SSLD），癌が疑われる場合には一括切除が望ましいです．多発する SSL では serrated polyposis syndrome（SPS）*の診断基準に合致しないかどうか検討します．

d．腺腫の鑑別
　腺腫のなかでもⅢL 型は管状腺腫，Ⅳ型は絨毛腺腫に相当します．鋸歯状腺腫の場合には鋸歯状腺管を反映したⅢH 型またはⅣH 型を呈します．

e．腺腫と腺癌の鑑別
　典型的な腺腫と腺癌の鑑別は白色光でもおおよそ可能ですが，高異型度腺腫と腺癌の鑑別などは IEE を併用しても鑑別困難な場合があり，高い感度を得られる診断モダリティは現状ではありません．

　静岡がんセンターで行った，10 mm 未満の腺腫性病変 6,170 病変（低異型度腺腫 5,850 病変，高異型度腺腫 252 病変，癌 68 病変）の advanced histology（AH：高異型度腺腫～癌）の診断に有用な内視鏡所見を検討したところ，通常白色光観察（WLI）では強い発赤，白斑，色素通常内視鏡では non-polypoid growth，分葉消失，NBI 通常では不均一，NBI 拡大では不整血管・構造が多変量解析で有意な所見（図 9-2）でした．全てのモダリティを使用した際の AH 診断の感度は 37.2％でしたが，negative predictive value が 96.6％であり，6 つの所見が全て陰性であれば 96.6％は non AH であり，コールド・スネア・ポリペクトミー（cold snare polypectomy）の適応を判断するには有用な所見と考えられました[11]．

＊Serrated Polyposis Syndrome 診断基準（WHO2010）
①S 状結腸より近位に 5 個以上の鋸歯状ポリープを有し，2 個以上が 10 mm 以上の大きさを有する
②第一度近親者に SPS を認め，S 状結腸より近位に鋸歯状ポリープを有する
③全大腸に 20 個以上の鋸歯状ポリープを有する
　①～③のうち，1 つ以上の基準を満たす

2．深達度診断
　癌が疑われる場合には深達度診断が治療方針を決定する際に重要です．具体的には粘膜内

癌～粘膜下層浅層浸潤癌（cTis～cT1a）か，粘膜下層深部浸潤癌（cT1b）かの鑑別が重要となります．

a. 粘膜下層深部浸潤癌（cT1b）の所見

通常観察：硬さ・緊満感，深い陥凹，ひだ集中，凹凸不整などの所見を拾い上げます．その際，①有茎性，無茎性の違い，②隆起型と表面型，③polypoid growth と non-polypoid growth，④LST 細分類などのカテゴリ（**図 9-3**）とその粘膜下層浸潤割合（**表 9-5**）[12] と浸潤様式（**図 9-4**）[13,14] などを参考に診断します．

LST-G（GH）では粘膜下層浸潤はまれであり，分割切除が許容されます．LST-G（GM），LST-NG（F）では 30 mm 以上で粘膜下層浸潤割合が高率となり，一括切除が望まれます．LST-NG（PD）では 10～19 mm で 20％以上，20 mm 以上では 30％以上の粘膜下層浸潤割合であり，一括切除が必須の病変です．通常観察の所見は客観性に乏しく，それぞれの所見の診断能も高くありません．

b. 色素拡大観察による pit pattern 診断（図 9-5）・NBI 診断

現状ではクリスタルバイオレット染色後の拡大観察（CV-ME）が最も診断能が高い方法と考えられます．16 名の熟練内視鏡医が参加した読影テストの結果，CV-ME と NBI 拡大観察の AUC は 0.88 と 0.83 であり，CV-ME が有意に優れていました（**図 9-6**）[15]．実際，NBI で JNET Type 2B と診断された場合には CV-ME を実施することにより，さらに T1b 癌を絞り込むことが可能です．当院で実施した 10 mm 以上の大腸腫瘍 1,573 例の後ろ向き研究では，JNET Type 2B と診断された病変の 30.1％が pT1b 以深でしたが，CV-ME で V$_I$ 高度不整または V$_N$ の場合には 76.0％が pT1b 以深でありました（**図 9-7**）[16]．自施設で CV-ME が実施できない場合には治療方針の決定は困難であり，生検を行わずに先進施設に紹介することも検討するべきです．

c. 生検

生検は明らかな進行癌や丈の高い病変においては許容されるが，**内視鏡治療を行う可能性がある，平坦型または陥凹型の病変においては生検後の線維化が治療の弊害となる可能性があり，行うべきではないです**．生検が治療に与える影響について検討した研究では，内視鏡的粘膜下層剝離術（endoscopic submucosal dissection：ESD）症例の術中所見において，治療前生検あり症例では高度線維化が 20.6％であり，生検なし症例の 11.0％と比較して，有意に高率でした[17]．以上より，「大腸 ESD/EMR ガイドライン」において，質的診断のための生検は原則すべきではない（推奨の強さ 2，エビデンスレベル C）と記載されています[18]．

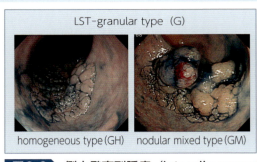
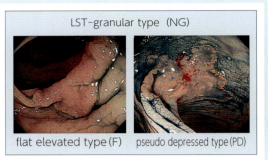

図9-3 側方発育型腫瘍（laterally spreading tumor：LST）
・工藤らにより提唱された「発育形態分類」
・「大腸癌取扱い規約」の肉眼形態分類とは異なる概念
・10 mm以上の表層拡大型大腸腫瘍
・本来は腺腫・腺癌に相当する病変に用いる
・ESDのメインターゲット

表9-5 LST細分類・腫瘍径別において SM 浸潤癌が占める割合（文献12）より）

腫瘍径（mm）	10〜19	20〜29	30〜39	≧40
LST-G（GH）n=166	0%(0/50)	2%(1/62)	4%(1/26)	4%(1/28)
LST-G（GM）n=316	6%(1/17)	11%(7/63)	15%(14/95)	19%(27/141)
LST-NG（F）n=304	2%(2/116)	10%(11/111)	26%(14/53)	33%(8/24)
LST-NG（PD）n=127	21%(7/34)	39%(21/54)	32%(7/22)	29%(5/17)

n=913（静岡がんセンター）

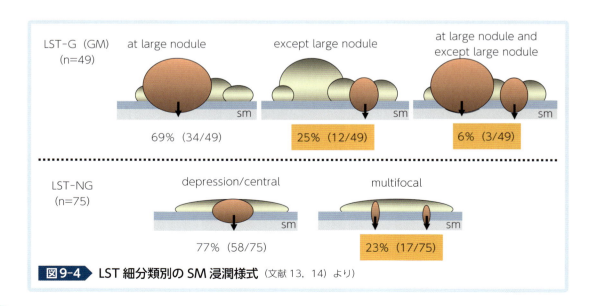

図9-4 LST細分類別のSM浸潤様式（文献13, 14）より）

■V_I 型：不整腺管構造を有する

・軽度不整

・高度不整（箱根コンセンサス）
　定義：既存の pit pattern が破壊・荒廃したもの
　所見：①内腔狭小化, ②辺縁不整, ③輪郭不明瞭,
　　　　④stromal area の染色性低下・消失,
　　　　⑤scratch sign, ⑥invasive pattern

■V_N 型：明らかな無構造領域を有する

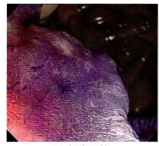 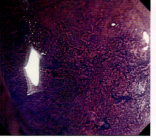 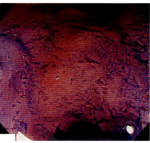

V_I 軽度不整　　　　　　　　V_I 高度不整　　　　　　　　V_N

図9-5 V型 pit pattern

- 参加内視鏡医　16名
- 病変数 100病変（HGD-T1a 67病変, T1b 33病変）

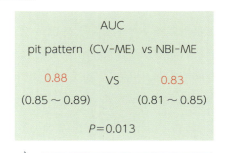

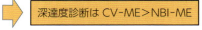

図9-6 大腸癌深達度診断能比較試験（WEB試験）（文献15）より）
クリスタルバイオレット染色後拡大 pit pattern 診断 vs NBI 拡大診断

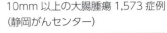

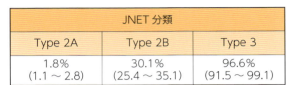

 図9-7 NBI診断でJNET Type 2Bはクリスタルバイオレット拡大pit pattern観察が必須（文献16）より）

III 腺腫，腺癌以外の腫瘍性病変の診断

1. 神経内分泌腫瘍（neuroendocrine tumor：NET）

　以前よりカルチノイド腫瘍と呼ばれており，本邦においては最新版の「大腸癌取扱い規約」においてもカルチノイド腫瘍が用いられています[19]．**直腸に好発する，黄白色調の半球状腫瘤**が特徴的ですが，発育に伴い，頂部に陥凹や潰瘍を形成する場合があります．粘膜固有層深部を中心に増殖するために，通常の生検で診断可能なことが多いです．

> 注意すべき点：
> ・5 mm以下の微小病変においては生検後に病変の認識が困難となる場合がしばしばあり，生検を行わずに先進施設に紹介することを考慮します．
> ・コールド・ポリペクトミーや内視鏡的粘膜切除術（endoscopic mucosal resection：EMR）では断端陽性となることが多く，その場合，転移リスクがないにもかかわらず，手術となることがあります．
> ・内視鏡治療を選択する場合には，endoscopic submucosal resection with a ligation device（ESMR-L）（**図9-8**），EMR with a cap-fitted panendoscope（EMRC），endoscopic submucosal dissection（ESD）などを選択する必要があるため，自施設で困難な場合は先進施設に紹介します[20]．

・予期せずに断端陽性となってしまった場合においても，ESMR-L や ESD などの追加内視鏡治療で局所遺残病変が完全切除できる場合もあり，対応可能な先進施設への紹介を検討します．

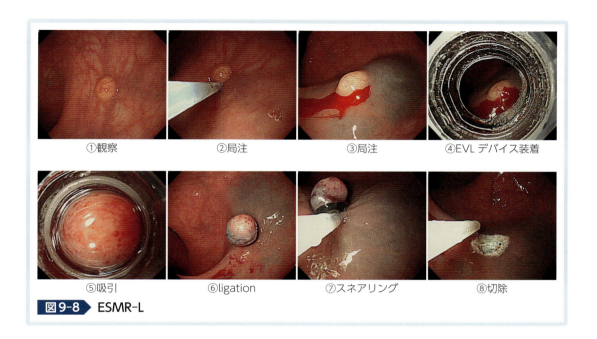

図9-8 ESMR-L

　内視鏡機器の性能向上に伴い，発見機会が増加している疾患ですが，1次医療機関においてはまだまだ遭遇する機会は限られており，疾患の知識の普及，周知の必要性を痛感する疾患です．ファーストコンタクトの対応が患者の予後を左右する疾患だけに，正しい診断が望まれます．鑑別診断としては直腸扁桃（良性リンパ濾胞性ポリープ）が挙げられますが，必ずしも生検で確定せずに ESMR-L，EMRC 等で完全切除生検が可能です．

2. MALT リンパ腫

　内視鏡医が的確に診断することがその後の速やかな治療につながります．白色調の平坦隆起を呈することが多く，大きくなると顆粒状を呈します．最表層は非腫瘍性粘膜に覆われており，NBI では JNET Type 1，色素観察で I 型 pit pattern を呈するので腺腫との鑑別は容易です．MALT リンパ腫を疑った場合には生検を採取するのが次のステップですが，迷う場合には生検を行わずに先進施設に紹介しても構いません．治療法は抗菌薬療法，内視鏡的切除，放射線治療，薬物療法と多くの選択肢がありますが，エビデンスが確立した治療法はありません．

文献・参考website

1) Kaminski MF, et al：Performance measures for lower gastrointestinal endoscopy：a European Society of Gastrointestinal Endoscopy (ESGE) Quality Improvement Initiative. Endoscopy 2017；49：378-397
2) Kaminski MF, et al：Quality indicators for colonoscopy and the risk of interval cancer. N Engl J Med 2010；362：1795-1803
3) Corley DA, et al：Adenoma detection rate and risk of colorectal cancer and death. N Engl J Med 2014；370：1298-1306
4) Wong JCT, et al：Adenoma detection rates in colonoscopies for positive fecal immunochemical tests versus direct screening colonoscopies. Gastrointest Endosc 2019；89：607-613.e1
5) Mangas-Sanjuan C, et al：Factors associated with lesion detection in colonoscopy among different indications. United European Gastroenterol J 2022；10：1008-1019
6) Sekiguchi M, et al：A scoring model for predicting advanced colorectal neoplasia in a screened population of asymptomatic Japanese individuals. J Gastroenterol 2018；53：1109-1119
7) 斎藤 豊，他：大腸内視鏡スクリーニングとサーベイランスガイドライン．Gastroenterol Endosc 2020；62：1539
8) 日本消化器病学会（編）：大腸ポリープ診療ガイドライン2020 改訂第2版，南江堂，64，2020
9) Sano Y, et al：Narrow-band imaging (NBI) magnifying endoscopic classification of colorectal tumors proposed by the Japan NBI Expert Team. Dig Endosc 2016；28：526-533
10) Kashida H, et al：Early colorectal cancer：concept, diagnosis, and management. Int J Clin Oncol 2006；11：1-8
11) Iwai T, et al：Endoscopic prediction of advanced histology in diminutive and small colorectal polyps. J Gastroenterol Hepatol 2019；34：397-403
12) 堀田欣一，他：治療LSTに対する治療法の選択 外科的治療も含めて．臨消内科 2015；30：1199-1207
13) Hotta K, et al：Current opinions for endoscopic submucosal dissection for colorectal tumors from our experiences：indications, technical aspects and complications. Dig Endosc 2012；24：110-116
14) Imai K, et al：Should laterally spreading tumors granular type be resected en bloc in endoscopic resections? Surg Endosc 2014；28：2167-2173
15) Sakamoto T, et al：Comparison of the diagnostic performance between magnifying chromoendoscopy and magnifying narrow-band imaging for superficial colorectal neoplasms：an online survey. Gastrointest Endosc 2018；87：1318-1323
16) Hosotani K, et al：Diagnostic performance for T1 cancer in colorectal lesions≧10 mm by optical characterization using magnifying narrow-band imaging combined with magnifying chromoendoscopy；implications for optimized stratification by Japan Narrow-band Imaging Expert Team classification. Dig Endosc 2021；33：425-432
17) Fukunaga S, et al：Impact of preoperative biopsy sampling on severe submucosal fibrosis on endoscopic submucosal dissection for colorectal laterally spreading tumors：a propensity score analysis. Gastrointest Endosc 2019；89：470-478
18) 田中信治，他：大腸ESD/EMRガイドライン（第2版）．Gastroenterol Endosc 2019；61：1323-1344
19) 大腸癌研究会（編）：大腸癌取扱い規約 第9版，金原出版，2018
20) 日本神経内分泌腫瘍研究会（JNETS）（編）：膵・消化管神経内分泌腫瘍（NEN）診療ガイドライン2019年 第2版，2019

（堀田欣一，間部克裕）

Q15 大腸内視鏡でポリープが発見されたら，どうするべきですか？

Answer

患者背景を考慮しつつ，偶発症発生リスクの低いコールド・ポリペクトミーを活用して，欧米と同様に全ての腺腫性ポリープを内視鏡切除することがスタンダードとなる可能性があります．

　米国での National Polyp Study の結果から，内視鏡的に腺腫性ポリープを全て切除することにより，76〜90％の大腸癌罹患と，53％の大腸癌死亡が抑制されることが報告されました[1,2]．日本からは，Japan Polyp Study（JPS）コホート研究の結果が 2023 年に報告され，内視鏡的ポリープ切除により大腸癌罹患が 86％抑制されることが示されました（大阪府がん登録データとの比較）（図9-9）[3]．現在日本では，陥凹型を除く 5 mm 未満の微小な腺腫性ポリープは切除せずに経過観察する，いわゆるセミクリーンコロンという概念が容認されています．これは，陥凹型以外の微小ポリープは比較的増大が緩徐であり，担癌率が低いことが知られていたことに起因します．5 mm 未満の腺腫性ポリープを切除せずに経過観察しても，advanced adenoma の発生率が有意に増加しないことも報告されていますが，長期間の経過観察では，5 mm 以下の腫瘍性病変が advanced adenoma に移行した例も報告されており，微小腺腫を経過観察した場合でも切除した場合と同様に大腸癌罹患・死亡の抑制効果が得られるか否かに関する十分なエビデンスがないことに注意が必要です．患者背景（年齢や併存疾患の有無等）を考慮する必要はありますが，より偶発症発生リスクの低いコールド・ポリペクトミー（cold polypectomy）を効果的に活用しながら，欧米と同様に腺腫性ポリープは全て内視鏡切除することがスタンダードとなる可能性があります．

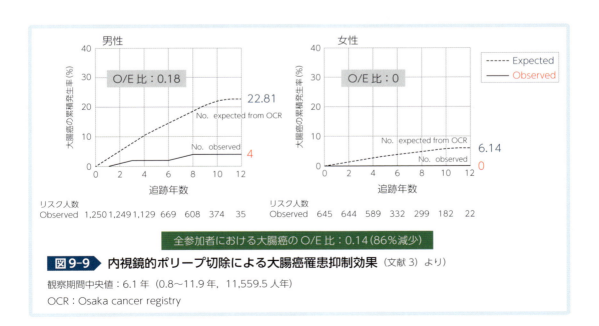

図9-9 内視鏡的ポリープ切除による大腸癌罹患抑制効果（文献 3）より）

観察期間中央値：6.1 年（0.8〜11.9 年，11,559.5 人年）
OCR：Osaka cancer registry

文献・参考website

1) Winawer SJ, et al：Prevention of colorectal cancer by colonoscopic polypectomy. The National Polyp Study Workgroup. N Engl J Med 1993；329：1977-1981
2) Zauber AG, et al：Colonoscopic polypectomy and long-term prevention of colorectal-cancer deaths. N Engl J Med 2012；366：687-696
3) Sano Y, et al：Endoscopic removal of premalignant lesions reduces long-term colorectal cancer risk：Results from the Japan Polyp Study. Clin Gastroenterol Hepatol 2024；22：542-551.e3

（松田尚久）

Q16 大腸内視鏡は拡大内視鏡が必要ですか？

Answer
大腸内視鏡検査において拡大内視鏡（拡大観察）は必要です．

　拡大内視鏡を用いて，通常観察に拡大観察を加えることにより，病変の質的診断（腫瘍・非腫瘍の鑑別）のみならず，リンパ節郭清を伴う外科切除を要する病変の抽出がより高い精度で可能となることが数多く報告されています．近年では，内視鏡スコープの改良により，違いは拡大機能の有無だけで挿入性能や操作性はほぼ同等であり，従来法である色素拡大診断（pit pattern 診断[1]）に加え，narrow band imaging（NBI）に代表される画像強調内視鏡（image enhanced endoscopy：IEE）を日常診療で使用することで，より簡便に大腸病変の質的および深達度診断が可能な時代となりました．pit pattern 診断については工藤・鶴田分類が，IEE 拡大診断では大腸拡大 NBI 分類（JNET 分類[2]）が広く用いられています（**図 9-10**）．

　また，pit pattern 診断の臨床分類として，国立がん研究センターから invasive pattern/non-invasive pattern（藤井分類）が提唱されました（**図 9-11**）[3,4]．

　現時点では，拡大内視鏡を用いた診断が最も精度の高い内視鏡診断であると考えられますが，拡大内視鏡診断学の根底には，慎重かつ的確な通常観察が必要であることも事実です．

Q16 大腸内視鏡は拡大内視鏡が必要ですか？

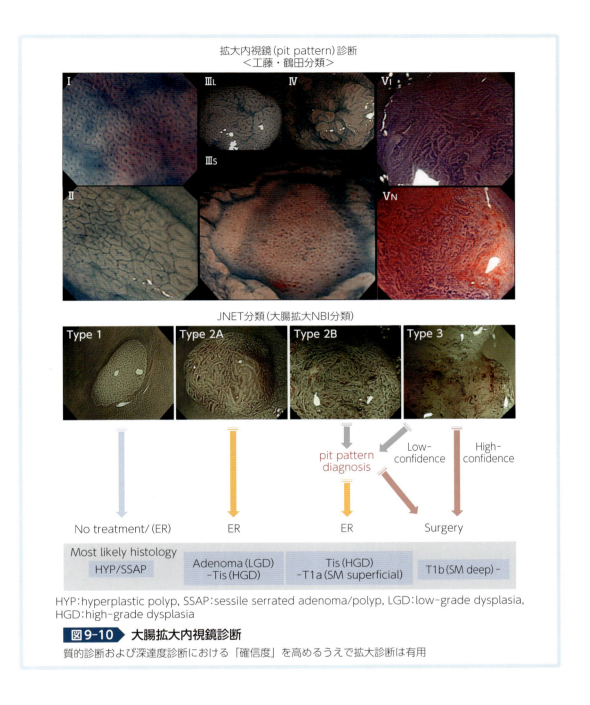

図9-10 大腸拡大内視鏡診断
質的診断および深達度診断における「確信度」を高めるうえで拡大診断は有用

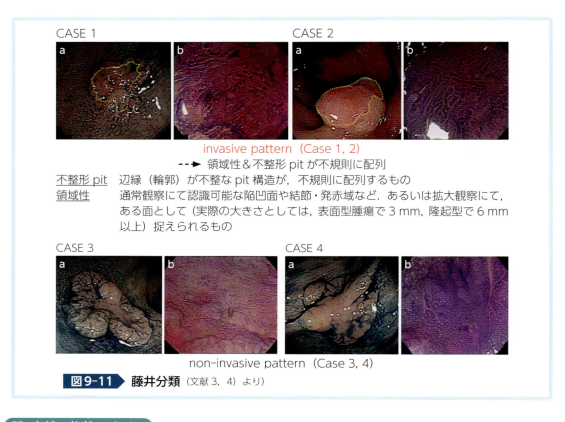

図9-11 藤井分類（文献3, 4）より）

文献・参考website

1) Kudo S, et al：Diagnosis of colorectal tumorous lesions by magnifying endoscopy. Gastrointest Endosc 1996；44：8-14
2) Sano Y, et al：Narrow-band imaging（NBI）magnifying endoscopic classification of colorectal tumors proposed by the Japan NBI Expert Team. Dig Endosc 2016；28：526-533
3) 藤井隆広，他：早期大腸癌の深達度診断におけるEUSと拡大内視鏡の位置づけ―拡大内視鏡を重要視する立場から．胃と腸 2001；36：817-827
4) Matsuda T, et al：Efficacy of the invasive/non-invasive pattern by magnifying chromoendoscopy to estimate the depth of invasion of early colorectal neoplasms. Am J Gastroenterol 2008；103：2700-2706

（松田尚久）

第9章

大腸内視鏡検査でみつかる所見の診断と対応
2 肛門疾患

I 肛門の解剖

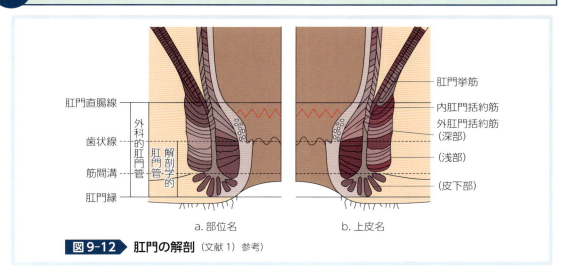

図9-12 肛門の解剖 (文献1) 参考)

　肛門は消化器の末端装置です．「大腸癌取扱い規約」によって肛門管は"恥骨直腸筋付着部上縁"より"肛門縁"（肛門周囲の毛の生える部）までの管状部を"肛門管（外科的肛門管）"とし，P（Proctos）と表記することに決められています．参考までに"解剖学的肛門管"は歯状線より肛門縁までをいいます（**図9-12**)[1]．さらに取扱い規約では"組織学的肛門管"は，内肛門括約筋の上縁から肛門周囲皮膚との移行部（肛門縁）までと定めており，この区域をさらに"直腸粘膜部（rectal zone）"，"移行帯上皮部（transitional zone）"，"扁平上皮部（squamous zone）"の3部に分けています．

II 肛門・肛門周囲の疾患

表9-6 肛門および肛門周囲の疾患

1) 痔核 ┐
2) 痔瘻 ├─→ 肛門の三大疾患
3) 裂肛 ┘
4) 直腸粘膜脱，直腸脱，肛門括約筋不全
5) 膿皮症（慢性化膿性汗腺炎，hidradenitis suppurativa）
6) 毛巣瘻（pilonidal sinus，ジープ病）
7) 皮膚疾患：肛囲皮膚炎，肛囲掻痒症，粉瘤，ベーチェット病，結核
8) ※悪性疾患：肛門管癌（扁平上皮癌，腺癌），痔瘻癌
　　　　　　　※悪性黒色腫，白血病，パジェット病，pagetoid spread，ボーエン病
9) 特殊な疾患：クローン病，鎖肛，フルニエ症候群
　　　　　　　原因不明の肛門部痛（瘢痕痛，陰部神経障害症候群，一過性直腸痛）
10) 感染症：梅毒，コンジローマ
11) 婦人科類似疾患：直腸膣瘻，直腸瘤，会陰裂傷，会陰血腫，子宮内膜症
12) 嚢胞性疾患：tail gut cyst
13) その他：異物，杙創

※生命に関わるもの

　肛門疾患には痔核，痔瘻，裂肛（肛門の三大疾患で全体の80〜90％）の他に，**表9-6**のようにさまざまなものがありますが，詳細は成書に譲り，本書では大腸スクリーニングの観点から，便潜血，肛門出血に特に関係する痔核，裂肛，肛門腫瘍について述べます．

1. 肛門診察において重要なこと

　肛門診察において大切なことは，肛門症状を訴えて来院する患者には，常に「大腸疾患の存在」を念頭に置いて診察することです．肛門は長年にわたって患っているが，大腸疾患の症状が悪化することによって，患者は"痔が悪化した"と思って来院されるからです．筆者の経験でも，ひどい脱肛の奥の直腸やS状結腸に進行癌があった症例を数多く診ています．また，他院で長い間"痔"と診断されて投薬を受けているが，実際は大腸癌や潰瘍性大腸炎であった症例もあります．また，クローン病の初発症状である肛門病変を見逃さないことも大切です．

　診断も，肛門視診・指診，肛門鏡，内視鏡，CTスキャンなど種々ありますが，医療機器の進歩に伴い，いかに時代が進もうとも肛門指診を凌駕する検査法はありません．医療の原点は"人がヒトを診る"ことであり，肛門科は"指がお尻を診る"ことと，筆者は考えています．筆者の経験では，他院で腸閉塞症状のため何回も注腸X線検査，大腸内視鏡検査は行っていましたが診断がつかず，結局は肛門管癌であった，という症例があります．これは注腸X線検査，内視鏡検査時に肛門指診をしておけば診断の遅れが避けられた症例と考えられます．

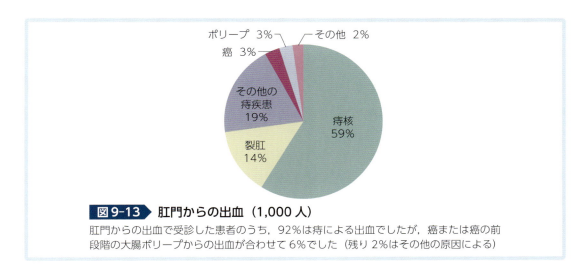

図9-13 肛門からの出血（1,000人）
肛門からの出血で受診した患者のうち，92％は痔による出血でしたが，癌または癌の前段階の大腸ポリープからの出血が合わせて6％でした（残り2％はその他の原因による）

　肛門疾患が大腸がん検診の便潜血陽性にどのくらい影響しているかの詳細なデータはありませんが，参考までに図9-13は肛門科を肛門出血で来院された1,000人の診断です（旧・社会保険中央総合病院，現・東京山手メディカルセンター 大腸肛門病センター，1993年）．92％は"痔"による出血で，痔核（59％），裂肛（14％），その他の痔疾患（19％）で，癌または大腸ポリープからの出血が合わせて6％でした．

2. 痔核（図9-14）

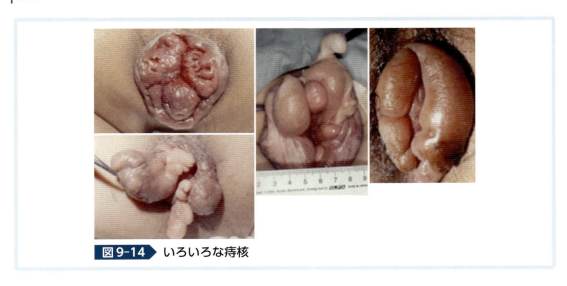

図9-14 いろいろな痔核

　痔核は肛門静脈叢の静脈瘤様変化で，以前は静脈瘤そのものが病態であるという血管起源説（varicose vein theory）でしたが，今では1975年Thomson[2]が発表した支持組織脆弱説（anal cushion theory）が一般的です．つまり，肛門には静脈瘤，血管，結合組織な

どがあって，それらは肛門の締まりを調整し，便やガスが漏れるのを防ぐ"座布団"（anal cushion）の役割をしています．それが長年の生活習慣などで脆弱になり滑落するようになったものを痔核の病態として捉えるという説です．

　痔核には発生部位により，歯状線より上方に位置する内痔核と，歯状線下方に位置する外痔核があり，内痔核は上・中直腸静脈に流入する内痔静脈叢が，外痔核は下直腸静脈に流入する外痔静脈叢が静脈瘤様に変化したものです．

　痔核の程度は，本邦では一般に Goligher 分類[3]で示され，第１度（脱出はなく排便時に肛門管内で膨らむ程度の痔核），第２度（排便時に肛門管外に脱出するが，自然に還納し得る程度の痔核），第３度（排便時に脱出し，用手還納を要する痔核），第４度（常に肛門外に脱出したままの痔核）です．

　痔核の症状は脱出，出血，痛みですが，出血は紙に付く程度のものから，ポタポタ垂れるもの，シャーッと音が出る程のものもあります．排便後に出るのは鮮血です．したがって，痔核の存在は，便潜血陽性に大きく関与するものと考えます．

　痔核は良性疾患であるため，治療としては基本的には保存的加療が原則です．脱出，出血，痛みを繰り返し，保存的加療で改善がみられず社会生活に支障が出る場合や，患者が手術を望めば外科的治療を行います．"痔"が"柘榴（ざくろ）"のようになっていても，患者が外科的処置を望まなければ手術は不要で，反対に皮垂程度の軽い痔核でも，患者の悩みの種であれば手術を行うのが良いです．一般的には外科的治療法は Goligher 分類の第２度痔核以上が適応となります．

　最近は外科的治療に代わり，硫酸アルミニウムカリウムという硬化剤（ジオン®注）を使用する硬化療法（ALTA 療法）が普及し，外科的治療にとって代わる治療法ではないかと注目されています（ALTA 療法を行うには日本大腸肛門病学会会員で，講習会受講が必要です）．

　筆者は肛門疾患の治療においては，痔核は２回にわたってでもきれいに治すようにしています．一方，痔瘻は１回の手術で確実に治す術式を選択するというポリシーで行っています．ひどい痔核を１回で美容的にもきれいに治すのは困難な症例も多く，痔瘻は肛門括約筋を処置するため，可及的に括約筋損傷を避けるように，確実に１回で治せる術式を選択します．

3. 裂肛（図9-15）

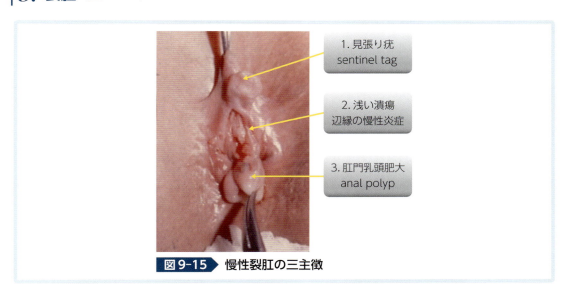

図9-15 慢性裂肛の三主徴

　裂肛とは肛門管を覆う肛門上皮（anoderm）に生じた裂創や潰瘍一般の総称です．

　高野の分類[4]によれば，一次性裂肛は便秘（硬便）・下痢などの物理的要因，肛門括約筋の過緊張，肛門後方の血流障害などが原因となり生じる裂肛で，急性と慢性に分類されます．二次性裂肛には随伴性裂肛，症候性裂肛があります．随伴性裂肛は痔核や肛門ポリープが脱出を繰り返す時に，その肛門上皮が裂けて生じるもので，脱出性裂肛とも呼ばれています．

　症候性裂肛として重要なものはクローン病に合併するもので，深掘れした潰瘍（cavitating ulcer）を形成することがあります．

　裂肛は一般的には肛門後方または前方に発生するもので，肛門側方に生じた裂肛（創）や，汚い肉芽の裂創がみられる場合は，クローン病や結核性，梅毒，血液疾患などの存在を強く疑う必要があります．

　急性裂肛が慢性化してくると，肛門管内の歯状線部には肛門乳頭の肥厚［肛門ポリープ（hyperplasia of the anal papilla）］，肛門管中央の裂創部は深い潰瘍状態になり筋層が露呈するようになり，肛門皮膚側には腫脹した皮膚［見張り疣（sentinel tag）］がみられるようになります．この肛門ポリープ・潰瘍・見張り疣を慢性裂肛［肛門潰瘍（anal ulcer）］の三主徴と呼びます．

　症状は排便後の出血を伴う痛みです．針で刺すような痛みで，排便後長時間にわたって持続することもあります．

　裂肛の治療は排便指導や保存的加療で様子をみることが多いですが，慢性裂肛の状態になると保存的には治癒困難で，外科的手術を要します．手術は肛門用手拡張術，潰瘍切除術，側方皮下内肛門括約筋切開術（lateral subcutaneous internal sphincterotomy：LSIS），皮膚弁移動術（sliding skin graft：SSG）などがあります．

裂肛の症状で受診する患者は，"慢性裂肛（肛門潰瘍）"の状態でも長年にわたり，漫然と投薬のみを続けられていることがあります．患者は排便後の激痛と毎日闘い，"いつかは治る"と信じて無駄な時間を費やしていることが多いですが，これは外科的処置に踏み切るべきです．

4. 肛門悪性腫瘍

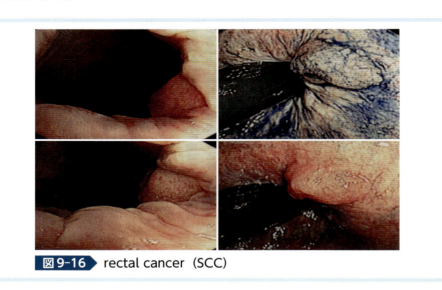

図9-16 ▶ rectal cancer（SCC）

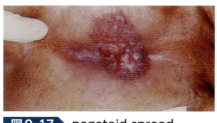

図9-17 ▶ pagetoid spread

　肛門領域の悪性腫瘍は全大腸癌の約1〜3％で，全大腸癌のなかではまれです．前述のように肛門管は「大腸癌取扱い規約」で恥骨直腸筋付着部上縁より肛門縁までの管状部と定義されていて，病理組織学的には内胚葉由来の直腸粘膜部，中胚葉由来の立方〜円柱上皮からなる移行帯上皮部，外胚葉由来の重層扁平上皮からなる肛門上皮部によって構成され，発生学的，組織学的特徴を背景に有するため，多彩な悪性腫瘍が認められることが特徴です．

　腫瘍には，①腺癌（直腸型，肛門腺由来，痔瘻に合併するもの，その他），②扁平上皮癌（図9-16），③腺扁平上皮癌，④類基底細胞癌，⑤乳房外パジェット病，⑥pagetoid spread（図9-17），⑦ボーエン病，⑧悪性黒色腫などがあります．

個々の詳細は成書に譲りますが，大腸内視鏡検査を施行する医師は内視鏡を挿入する前に肛門周囲を視診で観察し，肛門指診で肛門管から直腸下部を入念に診察することを心掛けるべきです．大腸内視鏡検査の終わりには，内視鏡を直腸内で翻転して肛門～歯状線近傍を観察するよう努めます．肛門管といっても腺癌と扁平上皮癌では治療が異なり，腺癌は外科的治療（直腸切断術，いわゆるマイルス手術）であり，扁平上皮癌は放射線治療が第一選択です．

　肛門周囲皮膚炎でも，長年にわたり漫然とステロイド含有軟膏が処方され，気付いた時には乳房外パジェット病（extramammary Paget disease）であった，ということもあります．

おわりに

　本書の読者は，大腸内視鏡検査を行う医師が多いと思います．大腸を診ようと思えば，肛門を診る・知ることが大切で，特に肛門指診は熟練を要しますが，嫌がらず，"指の尖に目をつけて"行っていただくことを切に望みます．

文献・参考website

1) 内田好司，他：肛門の解剖．金井忠男（監）：肛門疾患—解剖から手術まで—，南山堂，16-18，2014
2) Thomson WH：The nature of haemorrhoids. Br J Surg 1975；62：542-552
3) Goligher JC：Goligher's classification. Surgery of the anus, rectum and colon 5th ed, Bailliere Tindall, 101, 1984
4) 高野正博，他：裂肛の発生機序と病態．日本大腸肛門病会誌 1977；30：401-404

（瀧上隆夫）

Column

肛門から大腸まで～検査の今昔～

　筆者は昭和53年岡山大学を卒業し，当時では珍しく大学への入局ではなくチクバ外科胃腸科肛門科病院（その当時は医院）という一民間病院へ入局しました．開設者は昭和35年岡山大学卒業の故竹馬 浩先生でした．筆者は大学3年生（学I）の時に肛門疾患（痔瘻）を患い，竹馬先生に手術をしていただき，それ以来"お尻"は切られましたが縁が切れなくなり，令和4年に竹馬先生が亡くなるまで40数年にわたってお世話になり，何かにつけ尻拭いをしていただきました．

　竹馬先生は岡山大学第一外科のご出身で，当時の第一外科は脳外科から胸部腹部外科まで何でも扱う総合外科でしたが，昭和47年，倉敷市の郊外である今の地に"これからは大腸癌の時代がやって来る．大腸を診ようと思えば肛門を診なければならない"との先見の明あって，肛門科を中心とした医院を開設されました．

　筆者がチクバ外科に就職し，竹馬先生より何かとご指導いただいていたある日，70歳くらいのご婦人が"お尻から腸（はらわた）が腐ったようなものが出る"と訴えて来られました．竹馬先生は直腸鏡（ロマノスコープ），注腸X線を2～3回撮りましたが診断がつかず，当時近隣で大腸内視鏡検査の大家と呼ばれていたある病院のドクターを検査にお招きすることになりました．その先生は早速，身体に巻いても余る程の長いスコープ（約180cm）を持って来られ，X線透視下に検査を始められました．病変は直腸S状結腸境界部（RS）に2'型進行癌があり，生検をされ満足そうな顔で筆者に"瀧上先生，儂はこの出口辺りに病気があるのが一番嬉しいんじゃ"と仰いました．その言葉は筆者の脳裡に今でも響く言葉として残っています．当時は診断がつけば，それより深部まで観る必要はなかったのです．当時の大腸内視鏡検査はスコープも今のような電子スコープではなく，ファイバースコープで，全大腸を観るには完成度は低く（半分もなかったか？）時間がかかり（長い時は数時間），苦痛が大きく（どこの病院でも夕方静まり返った検査室の片隅で悲鳴が聞こえていた），穿孔の危険性が高く（ある施設では連続2例穿孔），その検査を敬遠するのは患者ではなく，検査を行うドクターの方だったのです．検査担当になると体力，集中力を持っていかれてその日一日，仕事にならない状態でした．

　その検査法が一変したのは，昭和55年ニューヨーク在住の新谷弘実先生が，杏林大学で行った「第1回大腸内視鏡検査セミナー」での実践デモンストレーションからでした．デモの患者8人が全員，盲腸まで苦痛もなく，10分以内に内視鏡を挿入されたのを目の当たりにした筆者は目から鱗（うろこ）が落ちるような思いでした．約150cmある全大腸が，"7の字"になってスコープが約60cmで挿入されているということと，挿入時間の速さがどうしても信じ難く，当時は"新谷マジック"と呼ばれ，先生しかできない技術と讃えられ，日本中に一大旋風を起こしたのでした．

　筆者も縁あってニューヨークの新谷先生の元で約8ヵ月間，大腸内視鏡検査の研修をさせてい

ただきました．先生とニューヨークで最初にお会いしたのが，あの2001年9月11日に起こったアメリカ同時多発テロ事件で旅客機が突入した世界貿易センタービルの101階でした．先生は開口一番"瀧上先生，縁を作るのは難しいが，疎遠になるのは簡単なんだよ!!"と仰いました．今でも筆者の"心に残る言葉"となっています．

　あれから40年，時代は進歩し，スコープ，前処置薬も画期的に良くなり，当時の大腸内視鏡検査は挿入技術であったものが診断，治療と革新的なものとなってきました．今後は人工知能（AI）を駆使した技術もさらに進み，患者への朗報も多くなることと思います．最後に皆様のますますのご健勝，ご活躍をお祈りいたします．

（瀧上隆夫）

便潜血陽性：痔があるための陽性だから問題ないですか？

Answer

便潜血検査陽性者に対して大腸内視鏡検査の受診勧奨を行うと，痔があるための陽性であると精密検査を申し込まない場合が少なくありませんが，FIT陽性者のうち痔核の有無で大腸癌や大腸ポリープの陽性率は変わらないことが複数報告されています．つまり，痔があっても便潜血陽性の場合には速やかに大腸内視鏡検査を受ける必要があります．

　岡山県の淳風会健康管理センターで2016年4月〜2018年12月に2日法の免疫便潜血検査（fecal immunochemical test：FIT）を受診した110,813人のうちFIT陽性者5,686人について，痔の自覚があるA群604例とないB群5,082例を比較検討したところ，大腸癌，大腸ポリープの発見率はそれぞれA群2.1％，42.6％，B群2.5％，46.8％と両群に有意な差がありませんでした[1]．

　また，米国での検討でもFIT陽性者のうち，痔核の有無で大腸癌，前癌病変の感度に有意差なく，大腸内視鏡で正常を示す特異度も有意差がないことが報告されています（**表9-7**）[2]．

表9-7 FIT陽性者における痔の有無別腫瘍発見率 （文献2）より）

	痔核なし			痔核あり			p
	n	％	95％ CI	n	％	95％ CI	
大腸癌の感度	37	70.3	54.2〜82.5	28	78.6	60.5〜89.8	0.45
前癌病変の感度	357	24.9	20.7〜29.7	400	22.8	18.9〜27.1	0.48
advanced neoplasiaの特異度	4,432	95.0	94.4〜95.6	4,735	94.7	94.0〜95.3	0.44
TCS正常の特異度	2,270	96.4	95.6〜97.1	2,187	96.3	95.4〜97.0	0.81

TCS：total colonoscopy

文献・参考website

1) 大江理紗, 他：痔の自覚がある便潜血陽性者への大腸内視鏡検査の積極的受診勧奨に向けて．人間ドック 2020；35：60-65
2) Ebner DW, et al：Stool-based colorectal cancer screening test performance characteristics in those with and without hemorrhoids. Mayo Clin Proc Innov Qual Outcomes 2023；7：320-326

（間部克裕）

第9章

大腸内視鏡検査でみつかる所見の診断と対応

3 炎症性腸疾患（IBD）

A. 総論

I FIT陽性者におけるIBDの発見割合と課題（診断には症状や持続性）

表9-8 潰瘍性大腸炎の診断の基準（文献1）より）

A. 臨床症状：持続性または反復性の粘血・血便，あるいはその既往がある
B. ①内視鏡検査： i ）粘膜はびまん性におかされ，血管透見像は消失し，粗ぞうまたは細顆粒状を呈する．さらに，もろくて易出血性（接触出血）を伴い，粘血膿性の分泌物が付着しているか，ii ）多発性のびらん，潰瘍あるいは偽ポリポーシスを認める．iii ）原則として病変は直腸から連続して認める
②注腸X線検査： i ）粗ぞうまたは細顆粒状の粘膜表面のびまん性変化，ii ）多発性のびらん，潰瘍，iii ）偽ポリポーシスを認める．その他，ハウストラの消失（鉛管像）や腸管の狭小・短縮が認められる
C. 生検組織学的検査：活動期では粘膜全層にびまん性炎症性細胞浸潤，陰窩膿瘍，高度な杯細胞減少が認められる．いずれも非特異的所見であるので，総合的に判断する．寛解期では腺の配列異常（蛇行・分岐），萎縮が残存する．上記変化は通常直腸から連続性に口側にみられる

確診例：
[1] AのほかBの①または②，およびCを満たすもの
[2] Bの①または②，およびCを複数回にわたって満たすもの
[3] 切除手術または剖検により，肉眼的および組織学的に本症に特徴的な所見を認めるもの

　免疫便潜血検査（fecal immunochemical test：FIT）陽性者における炎症性腸疾患（inflammatory bowel disease：IBD）の発見割合は1％弱程度といわれていますが，岡山県の淳風会健康管理センター倉敷の2020～2021年のFIT陽性者841例中7例（0.83％）の潰瘍性大腸炎（ulcerative colitis：UC）が発見されています．淳風会全体の集計では，2015年から2020年までの6年間で，住民検診を除く446,310例のFIT受診者では，陽性者が24,155例（5.4％），大腸内視鏡受診数は11,133例（46.1％）で，そのうちUCは83例（0.75％）です．

　FIT陽性者の1％弱でUCなどのIBDが発見されており，便潜血陽性者の検査においてIBDの診断は重要です．

　検診により，IBDを無症状のうちに検出できることは有意義ですが，一方，UCの診断基準（**表9-8**)[1]として，「難治性炎症性腸管障害に関する調査研究」（久松班）令和5年度分担研究報告書[1]によりますと，確診例［1］としてまず"A．臨床症状として持続性または反復性の粘血・血便，あるいはその既往があり，かつ内視鏡所見および病理組織学的所見を満た

すもの"となっています.

　FITで発見された場合，自覚症状を伴わない場合は，診断基準を満たさず指定難病申請が認定されないことがあるので注意が必要です.

　その場合は確診例［2］によって，複数回の内視鏡および病理組織学的所見を満たすか，問診で持続性または反復性の粘血，血便やその既往がないか十分に確認する必要があります.

II IBD治療中の人の大腸癌検診はどうすべきか？

表9-9 炎症性腸疾患（IBD）診療ガイドライン（文献2）より）

CQ3-11
UC関連大腸癌のサーベイランスの対象は？

推奨
・全大腸炎型・左側大腸炎型を対象に罹病期間8年から大腸内視鏡によるサーベイランスを行うことは有用であり，行うことを推奨する.
【推奨の強さ：強（Delphi中央値：8），エビデンスレベル：C】

　検診は症状がない人から大腸癌を発見することが目的であり，大腸癌リスクも伴うIBD治療中の人は対象となりません.

　IBDの診療のなかでIBDのサーベイランスとしてFITや大腸内視鏡検査でフォローされるべきです.

　また，罹病期間7年を過ぎたUC患者においてはUC関連大腸癌のサーベイランスを大腸内視鏡で行うことが強く推奨されています（**表9-9**）[2].

　また，本書の本来の内容とはずれますが，胃がん検診をバリウムで行う場合にIBD患者はどれほど主治医が検査を許可しても検診施設が検査をしてくれないことが多いです．多くの施設では胃バリウム検査の禁忌として大腸憩室やUC，クローン病などが含まれているからと思われます.

　大腸癌，胃癌いずれもIBD患者の癌スクリーニング検査は，主治医が行った方が良さそうです.

III IBD治療自己中断者に対する対応

　IBDの治療自己中断者が大腸がん検診としてFITを受けて，FIT陽性となることがあります.

　FIT陽性ということは，IBDがコントロールされておらず，病勢確認と治療再開が必要である可能性が高いため，二次検査として大腸内視鏡を行う必要があります.

　また，IBDの情報もなく，自覚もなくFIT陽性として大腸内視鏡検査を受けて，改めて

IBDと診断されることがあります．

　IBDと判定された場合には，元々IBDで通院していた医療機関や，専門医療機関へ受診してもらうことが望ましいため，元々通院していた医療機関に紹介受診させることが望ましいです．

　ただし，通院していた医療機関でIBDの専門医が不在になった，主治医との相性が悪く治療を中断した，などさまざまなことがあり得るため，受診者の話や要望を聞き対応する必要があります．

文献・参考website

1) 潰瘍性大腸炎・クローン病診断基準・治療指針．厚生労働科学研究費補助金 難治性疾患政策研究事業「難治性炎症性腸管障害に関する調査研究」（久松班）令和5年度 分担研究報告書，2024
2) 日本消化器病学会（編）：炎症性腸疾患（IBD）診療ガイドライン2020（改訂第2版），南江堂，122-123，2020

（桂田武彦，間部克裕）

第9章

大腸内視鏡検査でみつかる所見の診断と対応
3 炎症性腸疾患（IBD）
B．各論—潰瘍性大腸炎，クローン病

I 大腸がん検診と炎症性腸疾患

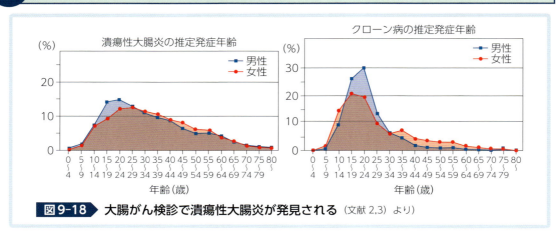

図9-18 大腸がん検診で潰瘍性大腸炎が発見される （文献 2,3）より）

　原因不明の難治性炎症性疾患である潰瘍性大腸炎やクローン病の患者数は，日本では潰瘍性大腸炎22万人，クローン病7万人（2016年統計調査）[1]といわれ徐々に増えている疾患です．多くは若年から壮年期で，学生，仕事をしている年齢に多く発症します（**図9-18**）[2,3]．腹痛，下痢や下血，発熱などが主な症状ですが，検診の主な対象である40歳以上では，便潜血反応陽性を契機に医療機関を受診し，炎症性腸疾患（inflammatory bowel disease：IBD），特に潰瘍性大腸炎が発見される場合もしばしばみられることから，潰瘍性大腸炎を中心としたIBDの知識は重要です[4]．

Ⅱ 潰瘍性大腸炎の診断

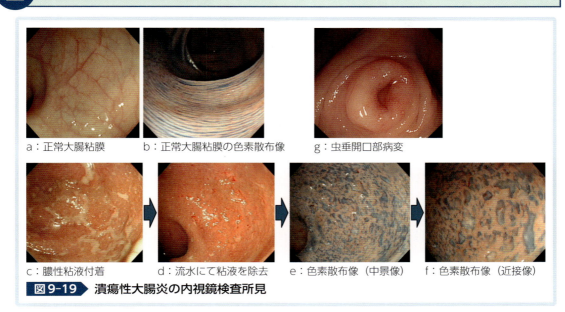

図9-19 潰瘍性大腸炎の内視鏡検査所見

　潰瘍性大腸炎の診断には，持続性または反復性の粘血・血便あるいはその既往と内視鏡所見，生検病理所見および感染性腸炎などの除外診断で診断されます．潰瘍性大腸炎の内視鏡像の特徴は，直腸から連続し，びまん性に同様の発赤や血管透見像消失が見られます．連続する一様な粘膜の脆弱性が潰瘍性大腸炎診断には重要であり，介在粘膜に正常粘膜像が見られる場合は，感染性腸炎などの可能性があり，便培養や生検病理などを参照する必要があります．

　正常大腸粘膜はインジゴカルミンの色素散布像では正常の密の pit 構造ときれいに併走する無名溝がみられます（図9-19a, b）．一方で，血管透見像がないことや膿性粘液付着などから潰瘍性大腸炎を疑った場合は，流水でしっかり膿性粘液を落とし，色素散布をすることで，びまん性に散在するびらんを見ることが容易になります（図9-19c〜f）．

　また，虫垂開口部に発赤や小黄色斑がびまん性に見られる場合は，潰瘍性大腸炎の虫垂開口部 skip 病変の可能性があり，潰瘍性大腸炎である可能性が高くなります[5,6]（図9-19g）．

III 潰瘍性大腸炎の内視鏡分類

厚生労働省分類				
正常粘膜	軽度活動期	中等度活動期	強度活動期
・血管透見像が明瞭 ・密な陰窩開口部 ・整な無名溝	・血管透見像の消失 ・粘膜細顆粒状 ・発赤，アフタ，小黄色斑	・粘膜粗糙，びらん，小潰瘍 ・易出血性（接触出血） ・粘血膿性分泌物付着	・潰瘍の多発 ・広汎な潰瘍 ・著明な自然出血

Mayo endoscopic Subscore			
MES 0：正常，非活動期	MES 1：軽症	MES 2：中等症	MES 3：重症
・正常または非活動性所見	・発赤 ・血管透見像の減少 ・軽度脆弱性	・著明に発赤 ・血管透見像の消失 ・脆弱 ・びらん	・自然出血 ・潰瘍

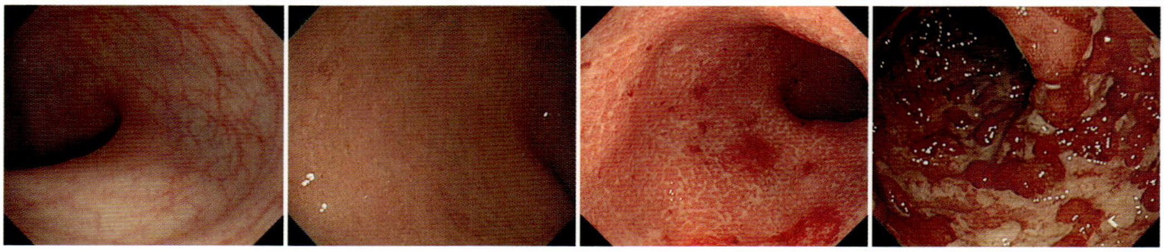

図 9-20 潰瘍性大腸炎の内視鏡分類

　潰瘍性大腸炎の代表的な内視鏡分類である厚生労働省班会議の診断指針による分類[7]，さらに近年臨床研究や治験などでよく使われる Mayo endoscopic Subscore（MES）[8] を図 9-20 に示します．どの分類であっても基本的には内視鏡観察した範囲で最も所見の強いところで判断します．
　軽度炎症は，血管透見像が消失，粘膜細顆粒状で，発赤やアフタ，小黄色斑などがみられます．中等度炎症では粗糙粘膜で，接触出血など易出血性，粘血膿性分泌物が付着し，びらんや小潰瘍がみられます．強度炎症では広汎な潰瘍や著明な自然出血がみられます[7~9]．

IV 潰瘍性大腸炎の鑑別診断

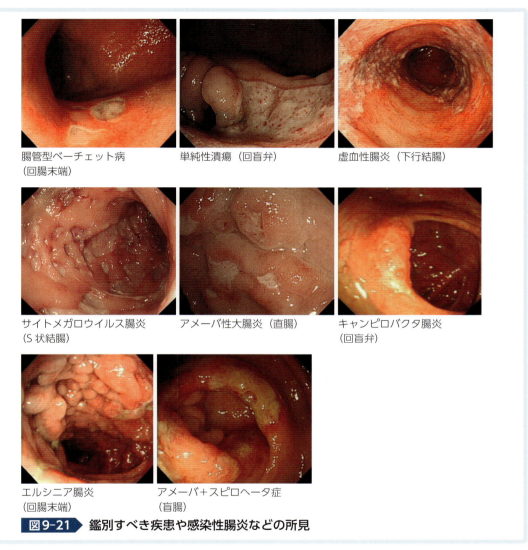

図9-21 鑑別すべき疾患や感染性腸炎などの所見

　鑑別診断としては感染性腸炎（細菌性赤痢，アメーバ性大腸炎，サルモネラ腸炎，キャンピロバクタ腸炎，大腸結核，クラミジア腸炎など），クローン病，放射線照射性大腸炎，薬剤性腸炎，リンパ濾胞増殖症，虚血性大腸炎，腸管型ベーチェット病などがあります（図9-21）．

　それぞれの内視鏡像の特徴をよく理解しておくことが望ましいです．さらに感染性腸炎の診断のためには繰り返し便培養などの細菌学的検査も重要でありますし，生検病理の依頼をする時にも，どんな疾患を疑っているかを病理医に伝えることが大切です[9]．

V クローン病の診断

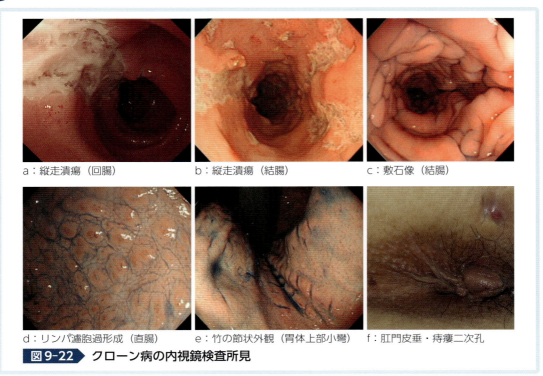

a：縦走潰瘍（回腸）　　b：縦走潰瘍（結腸）　　c：敷石像（結腸）

d：リンパ濾胞過形成（直腸）　　e：竹の節状外観（胃体上部小彎）　　f：肛門皮垂・痔瘻二次孔

図9-22 クローン病の内視鏡検査所見

　クローン病の診断[7,9]は，主要所見である典型的な縦走潰瘍（図9-22a，b），敷石像（図9-22c）を認めた場合は比較的わかりやすいです．小腸の縦走潰瘍は腸管膜付着側に，結腸の縦走潰瘍は結腸ひもに沿って生じるため，解剖学的な位置関係は重要です．縦走潰瘍に進展する前の縦走配列する不整潰瘍も，この解剖学的な特徴を有します．直腸にみられるやや大きめのなだらかな立ち上がりのリンパ濾胞過形成も，クローン病の可能性が高く，同部位を生検すると肉芽腫は検出しやすいです（図9-22d）．

　検診で上部内視鏡検査も行われている場合は，胃体上部小彎にある竹の節状外観（図9-22e），前庭部びらん，十二指腸のノッチ様陥凹の所見もクローン病診断基準の副所見の一つであり注目したいです．また，大腸内視鏡検査を行う際には，必ず肛門の観察を行い，特徴的な肛門皮垂や，痔瘻の二次孔の特に多発等の所見（図9-22f）があればクローン病の副所見の一つであり，所見があれば撮像しておくことも忘れないようにします．

VI 炎症性腸疾患の病理組織像

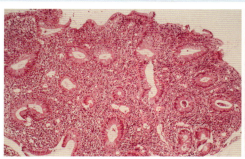
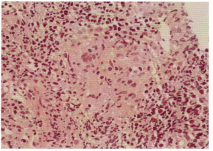

a：潰瘍性大腸炎の病理組織像　　　　b：クローン病の病理組織像
　　　　　　　　　　　　　　　　　　　（類上皮乾酪性肉芽腫）

図9-23 生検すべき部位および病理へのコメント

　潰瘍性大腸炎を疑った場合は，虫垂開口部を含めた各部位の生検を行います．一見，炎症がないように見える場合であっても，萎縮，分岐した陰窩など炎症後の粘膜再生の変化をみることが診断につながります．潰瘍性大腸炎の場合はbasal plasmacytosisを伴うびまん性の慢性活動性炎症，陰窩炎，陰窩膿瘍，高度の胚細胞減少などが病理学的な特徴です[7,10]（**図9-23a**）．

　クローン病を疑った場合や，アフタや小潰瘍などの比較的早期の病変あるいは潰瘍辺縁の生検を行います．完成した縦走潰瘍や縦走潰瘍瘢痕などは特徴的な病理組織像がえられない場合が多いです．類上皮乾酪性肉芽腫（**図9-23b**）は主要所見です．一方で肉芽腫の検出率は10～30％程度とあまり高くないため注意が必要です．縦走潰瘍や敷石像がみられない場合のアフタ程度の早期の場合であっても，早期診断，早期治療介入するためにも主要所見として挙げられていると理解するほうがよいです．したがって類上皮乾酪性肉芽腫の有無だけに頼らずに，縦走潰瘍など典型的な所見があればクローン病と診断します．

　感染症を疑っている場合は，どのような感染症を疑っているかを病理医に伝えることが極めて大切です．結核，スピロヘータ感染症，アメーバ性大腸炎，サイトメガロウイルス腸炎などは特に病理学的な診断が重要です．上行結腸のひだ上の発赤浮腫の場合はスピロヘータ感染症を，盲腸および直腸にみられる厚い白苔を伴うたこ疣状変化，多発びらんの場合はアメーバ性大腸炎を疑い，白苔ごとびらんの生検を行います．多発する打ち抜き潰瘍でサイトメガロウイルス腸炎を疑う場合は潰瘍底からの生検を行います．封入体の検出以外にも，可能であればサイトメガロウイルス免疫染色を行うとより診断率が上がります．

VII 検診で炎症性腸疾患を疑ったら（図9-24）

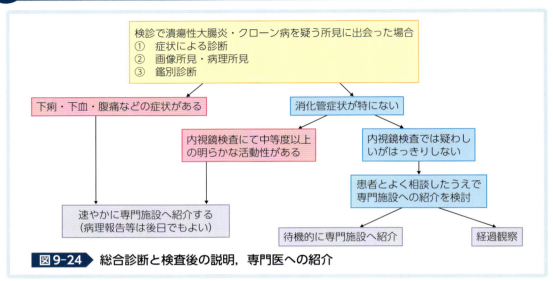

図9-24 総合診断と検査後の説明，専門医への紹介

　潰瘍性大腸炎，クローン病の診断は，①症状，②内視鏡画像・病理組織像，③鑑別診断で成り立っています．それらを総合的に診断基準にのっとって診断します．腹痛や下痢，下血などの症状がある場合，あるいは症状がない場合であっても内視鏡診断にて中等度以上の活動性であれば，速やかに専門施設へ紹介するのがよいです．その際に病理の結果は後日の連絡でもよいので，受診の手続きをすすめます．

　もし，症状がなく内視鏡所見が明らかではない場合は，病理や便培養などの鑑別診断をみたうえで，疑いがあることを説明して患者とよく相談して専門施設への紹介を検討します．

文献・参考website

1) Murakami Y, et al：Estimated prevalence of ulcerative colitis and Crohn's disease in Japan in 2014：an analysis of a nationwide survey. J Gastroenterol 2019；54：1070-1077
2) 難病情報センター　潰瘍性大腸炎（指定難病97）：https://www.nanbyou.or.jp/entry/62（2024年9月閲覧）
3) 難病情報センター　クローン病（指定難病96）：https://www.nanbyou.or.jp/entry/81（2024年9月閲覧）
4) 石井　史，他：人間ドックで発見された潰瘍性大腸炎．健康医 2004；19：46-50
5) 和田陽子，他：潰瘍性胃腸炎における虫垂開口部病変—prospective study．胃と腸 1998；33：1205-1212
6) 斉藤裕輔，他：潰瘍性大腸炎の診断基準の問題点—潰瘍性大腸炎におけるskip lesionの臨床像とその意義．胃と腸 2001；36：517-524
7) 潰瘍性大腸炎・クローン病診断基準・治療指針．厚生労働科学研究費補助金　難治性疾患政策研究事業「難治性炎症性腸管障害に関する調査研究」（久松班）令和5年度　総括・分担研究報告書，2024
8) 炎症性腸疾患の疾患活動性評価指標集　第二版．厚生労働省研究費補助金　難治性疾患等政策研究事業　難治性炎症性腸管障害に関する調査研究（鈴木班），2020
9) 日比紀文（監）：チーム医療につなげる！　IBD診療ビジュアルテキスト，羊土社，2016
10) 八尾隆史，他：炎症性腸疾患の病理診断．胃と腸 2013；48：601-610

（前本篤男）

潰瘍性大腸炎で通院中ですが，便潜血による大腸がん検診は受けるべきですか？

Answer

「有効性評価に基づく大腸がん検診ガイドライン」[1]では，がん検診の対象者は"無症状の一般的な健常者"とされています．したがって，潰瘍性大腸炎と診断されている場合には，がん検診の対象とはなりません．

一方，便潜血陽性の精密検査として行った大腸内視鏡検査で，潰瘍性大腸炎が診断されたり，長く寛解が続くなどで定期的な治療や検査を自己中断していたことが判明することがあります．そのため，便潜血陽性に対する大腸内視鏡検査を行った場合は，大腸ポリープや大腸癌などの腫瘍性病変に加え，炎症性腸疾患の診断も行えることが重要です．

また，潰瘍性大腸炎は長期の炎症により大腸癌を合併しやすいこと，血便は活動性の指標であることから，便潜血や便中カルプロテクチンなどの便検査と大腸内視鏡は検診ではなく，診療として行うことが重要です．

文献・参考website

1) 平成16年度 厚生労働省がん研究助成金「がん検診の適切な方法とその評価法の確立に関する研究」班：有効性評価に基づく大腸がん検診ガイドライン，2005

（間部克裕）

Column

大腸内視鏡検査・治療における先端フードの有用性

　先端フードの使用は，大腸内視鏡挿入，観察および治療を行ううえで重要なアイテムの一つです．先端フードには用途に応じて多くの種類があり，色や形状もさまざまです（図1）．大腸内視鏡検査・治療における先端フードの有用性に関しては多くの文献報告がありますが，特に大腸内視鏡スクリーニングにおいて重要とされる内視鏡挿入および観察において，先端フードの装着が盲腸到達率の向上や盲腸到達時間の短縮に加え，大腸内視鏡検査の質を表す指標として重視されている腺腫検出割合（adenoma detection rate：ADR）の上昇に寄与すると報告されています[1～3]．

　筆者らの施設でも大腸内視鏡検査・治療時に先端フードを用いており，有用性を実感することが多くあります．ここで先端フードが有用であった症例を提示したいと思います．図2に示すような全体が捉えにくい病変に対して，先端フードでひだを押さえることにより全体観察および拡大観察が容易となり，また治療の際も良好な視野を保ちながら局注やスネアリングを行うことができるため，安全かつ確実に内視鏡切除や創部縫縮を行うことが可能となります．

　ここで筆者らが開発し日常臨床で使用している先端フードを紹介したいと思います．

　筆者らが開発した"モールキャップ"（図3）は，フード先端形状を球面化した製品で，内視鏡の挿入性向上と内視鏡的粘膜下層剥離術（endoscopic submucosal dissection：ESD）の際の粘膜下層への潜り込みをコンセプトとしており，これまでその有用性について報告してきました[4]．さまざまなスコープの先端外径に対応すべく，5種類のサイズを揃えているほか，送水機能のないスコープでも安全かつ確実に検査・処置ができるように送水チューブ付き先端フードもあります（図3）．それでは，モールキャップを用いて大腸内視鏡挿入・観察を行った症例を動画で提示します（▶動画3）．

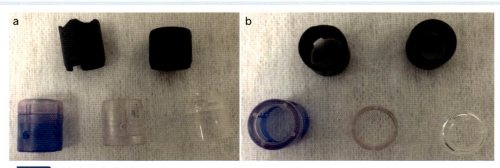

図1 代表的な先端フード
a：側面像
b：正面像

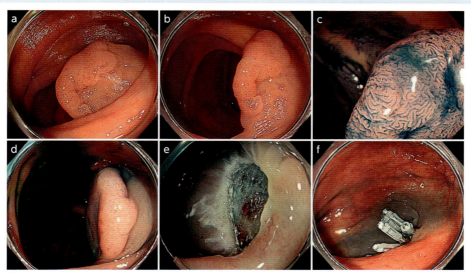

図2 先端フードが有用であった症例（肝彎曲 20 mm 大隆起性病変）
a：病変肛門側のひだが障害となり，病変の全体像が捉えにくくなっている
b：先端フードでひだを押さえることにより，病変の全体像が明瞭となる
c：ひだを押さえスコープを安定化させることで，拡大観察が容易となる
d：EMR 時の局注も良好な視野で施行可能となった
e：EMR 後．明らかな遺残なく一括切除可能であった
f：創部のクリップ縫縮後

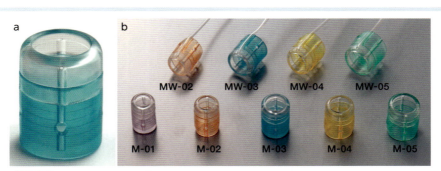

図3 モールキャップ（株式会社トップ提供）
a：フード先端が球面形状となっているだけではなくスリット＆ホールもあり，水抜けが良く，明瞭な視野が保てる
b：さまざまなスコープの先端外径に対応可能であり，また送水機能付きの製品（MW-02～05）もある

　以上，大腸内視鏡検査・治療における先端フードの有用性について，図および動画を用いて解説しました．本 Column が読んでいただいた方々の診療の一助となることを祈念して本項を終えたいと思います．

文献・参考 website

1) Lee YT, et al：Efficacy of cap-assisted colonoscopy in comparison with regular colonoscopy：a randomized controlled trial. Am J Gastroenterol 2009；104：41-46
2) Hewett DG, et al：Cap-fitted colonoscopy：a randomized, tandem colonoscopy study of adenoma miss rates. Gastrointest Endosc 2010；72：775-781
3) Rastogi A, et al：Higher adenoma detection rates with cap-assisted colonoscopy：a randomised controlled trial. Gut 2012；61：402-408
4) 三井慎也，他：大腸ESDにおけるM-capの有用性．Gastroenterol Endosc 2010；52：833

（青木敬則，三井慎也）

▶動画3　モールキャップを用いて大腸内視鏡挿入・観察を行った症例

第10章

大腸内視鏡—外来で可能な治療法—
コールド・ポリペクトミー，underwater EMR，EMR

I 外来で内視鏡治療を実施する意義

　大腸がん検診によって発見された大腸ポリープの切除により大腸癌の発生，死亡が抑制されるエビデンスについては枚挙にいとまがありません[1,2]．ただし，検診で発見される病変のほとんどは2 cm未満であり，スネアを用いた切除で対応可能です．かかる費用を最小限に抑え最大限の大腸癌抑制効果を得るためには多くのポリープを外来で治療するべきです．

　一般的には有害事象の発生頻度が少ない2 cmまでの病変であれば外来で治療可能で，施設によってはスネアで切除する手技であれば2 cm以上でも外来で実施しています．さらに内視鏡的粘膜下層剝離術（endoscopic submucosal dissection：ESD）を外来で実施している施設もありますが，一般的にはポリペクトミー，内視鏡的粘膜切除術（endoscopic mucosal resection：EMR），コールド・ポリペクトミー（cold polypectomy），underwater EMR（UEMR）などが外来で実施される手技です．

II ポリペクトミー，EMR，ホットバイオプシー

　日本消化器内視鏡学会の「消化器内視鏡用語集」では，局注をした後のスネア切除をEMRと定義しています[3]．ポリペクトミー，EMRは古くから実施されている手法であり今更解説するほどのことはありませんが，内視鏡の軸を回転させアングル操作で調整することによって，病変を内視鏡画面の5時方向に配置させ，病変を視野に捉えたうえでのスネア操作が処置の基本です（▶動画4）．

　ポリペクトミーとEMRの使い分けについては日本においては明確ではありませんが，一般的には平坦型病変や十分な正常粘膜を含めて切除する場合にEMRを選択することが多いです．欧州のガイドラインでは熱凝固作用を低減する目的で10 mmを超える広基性病変に対して処置前の局注が推奨されています[4]．同ガイドラインでは，従来はよく実施されていたホットバイオプシーは，遺残の多さ，凝固による標本の変性に伴う組織診断の劣化，出血リスクなどから推奨されていません．また，同ガイドラインでは有茎性の場合は頭部が2 cm以上，もしくは茎が1 cm以上の際に切除前の希釈アドレナリン局注や留置スネア，クリップなどによる機械的予防止血術が推奨されています．

III コールド・ポリペクトミー

　コールド・ポリペクトミーは，鉗子を用いて病変を捉え通電せずに病変を牽引，切除するコールド・フォーセプス・ポリペクトミー（cold forceps polypectomy：CFP）とスネアで病変を絞扼し，通電せずに病変を切除するコールド・スネア・ポリペクトミー（cold snare polypectomy：CSP）に大別されます．CFP はその遺残割合の高さから欧州のガイドラインでは使用を推奨されておらず，CSP では切除できないような病変に限定するように推奨されています[4]．本邦のガイドラインでは 3 mm 以下の腺腫性ポリープであれば簡便性や切除標本の回収を考慮すると許容できるとされています．その際には通常の生検鉗子より大きいジャンボ鉗子を用いることが推奨されています[5]．

1. Cold forceps polypectomy（CFP）

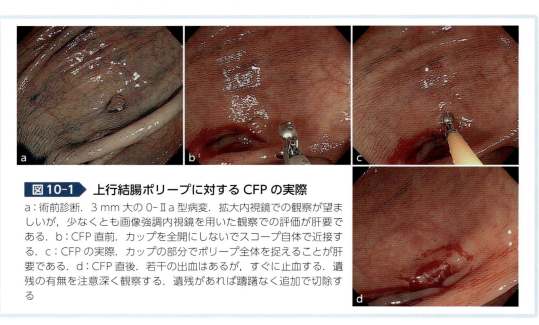

図 10-1 上行結腸ポリープに対する CFP の実際
a：術前診断．3 mm 大の 0-Ⅱa 型病変．拡大内視鏡での観察が望ましいが，少なくとも画像強調内視鏡を用いた観察での評価が肝要である．b：CFP 直前．カップを全開にしないでスコープ自体で近接する．c：CFP の実際．カップの部分でポリープ全体を捉えることが肝要である．d：CFP 直後．若干の出血はあるが，すぐに止血する．遺残の有無を注意深く観察する．遺残があれば躊躇なく追加で切除する

　CFP は生検と同様の手技であり技術的には難しくなく安全性も高いものの，遺残がないような切除を行うには細心の注意が必要です．鉗子は構造上，カップとカップの間のヒンジの部分で病変を切除することができないため，鉗子を開いたまま強く粘膜に押し付けてから鉗子を閉じて切除すると，粘膜はメガネ状，もしくは 8 の字状に両端のカップの部分が広く，真ん中のヒンジの部分が狭く切除されます．すなわちポリープを真ん中に捉えてそのように切除すれば一番大事なポリープの部分が遺残するリスクが出てきてしまいます．カップを半開き程度にしてポリープ全体をカップの中に入れて切除する，もしくはポリープの粘膜付着部を確実にカップ内に捉えるような繊細な操作が必要です[6]（図 10-1）．切除後は送水で遺

残がないことを確認し，もし遺残が疑わしいようなら躊躇なく追加の切除を実施します．ただし，送水機能は UEMR では必要ですが，CSP では必須ではありません．

2. Cold snare polypectomy（CSP）

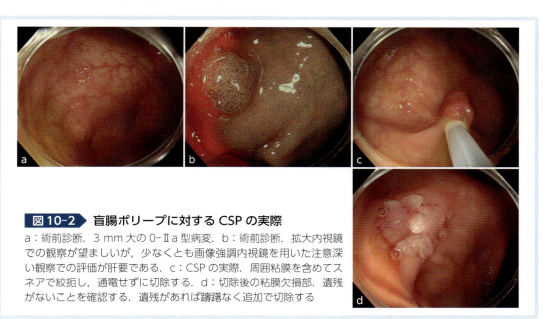

図10-2 盲腸ポリープに対する CSP の実際
a：術前診断．3 mm 大の 0-Ⅱa 型病変．b：術前診断．拡大内視鏡での観察が望ましいが，少なくとも画像強調内視鏡を用いた注意深い観察での評価が肝要である．c：CSP の実際．周囲粘膜を含めてスネアで絞扼し，通電せずに切除する．d：切除後の粘膜欠損部．遺残がないことを確認する．遺残があれば躊躇なく追加で切除する

　CSP はどのようなスネアを用いても実施可能ではあります．しかし組織を物理的にちぎる操作である以上，スネアの径が細いほど切除する際の圧力が上がりキレが良くなります（**図10-2**）．また，スネアの金属部分とシース部分で組織を挟んでギロチンするため，シースが軟らかいと金属部分の牽引力に負けてシースがたわんでしまい切除できません．コールド専用，もしくは通電と併用のハイブリッドのいずれでもよいのでスネアの径が細く，シースに硬い素材を選んでいる，CSP での使用を意識してデザインされたスネアの使用を強くお勧めします[7]．スクリーニングの際に発見したポリープをその場で切除する場合は，事前にどれくらいの大きさの病変があるかは不明であり，また，後述するように病変の術前診断次第では CSP ではなく通電切除が必要となることもあります．CSP 専用のスネアは当然ながら通電できないため，もし通電対象の病変が CSP を実施したあとに出現した場合に新たに通電できるスネアが必要となり，コスト的に無駄が出てきます．もしくは，新しいスネアのコストや手間を勘案し，つい，CSP で済ませてしまおうというやましい気持ちが出てくる可能性も否定できません．筆者自身はそのような際に躊躇なく通電切除に切り替えられるよう，CSP も通電もできるいわゆるハイブリッドタイプのスネアを好んで使用しています（▶動画5）．
　CSP は粘膜筋板が頻繁に遺残するような浅い切除となることが種々の報告から判明して

おり[8]，適応の決定には十分な注意が必要です．そもそも周知のとおり大腸ポリープは上皮から発生する病変であり，腺腫の間は上皮内にとどまるため粘膜筋板まで切除する必要はなく，CSP で十分根治が期待できます．粘膜内癌もほとんどが上皮内癌であるため CSP で切除した場合でもほとんどが根治を期待できるものの，まれに粘膜筋板まで浸潤する粘膜内癌も存在し，浸潤部で癌細胞を取り残す可能性は否定できません．また，CSP で上皮部分のみを切除した場合に浸潤癌を病理学的に正しく言及できない恐れ（表面に浸潤癌が表出していない可能性）もあるため，やはり癌に対しては CSP を避けたほうが無難です．癌か腺腫かの鑑別は時に病理診断でも難しく，できれば拡大観察，少なくとも非拡大でも近接して表面構造に不整さがないかを注意深く観察する必要があります．内視鏡的な高異型度腺腫を CSP の適応とすると相当数の病理学的な粘膜内癌が CSP で治療されてしまう恐れがあります．これらを勘案して，本邦のガイドラインでは CSP の適応は担癌割合の低い 10 mm 未満で，内視鏡的に低異型度腺腫と診断される病変とされています[5]．ただし，スクリーニング中にしばしば発見される鋸歯状病変（sessile serrated lesion：SSL）は特に異型の有無を内視鏡で診断しやすく，10 mm 以上の病変に対して分割での CSP が実施された場合でも腺腫に比べて遺残が少ないことが報告されています[9]．そのため治療前の内視鏡診断で異型がないと診断できるような SSL であれば 10 mm 以上でも分割切除が許容できる可能性があり，今後の研究で実証されると思われます[10]．

　もちろん術前診断は完璧ではないため，CSP 後に癌であることが判明することはあり得ます．その場合もすぐに追加外科手術をする必要はなく，まずは断端陰性で切除できているか（本当に粘膜内癌と扱って問題ないか）を判断し，断端が不明，もしくは陽性であれば，数ヵ月から半年程度の間隔で再検査を実施して，状態によっては追加治療を検討するのが妥当と考えられます[5]．

▶動画 4　EMR の実際

▶動画 5　外来での cold snare polypectomy（CSP），underwater EMR（UEMR）の実際

Ⅳ Underwater EMR（UEMR）

1. Underwater EMR（UEMR）とは

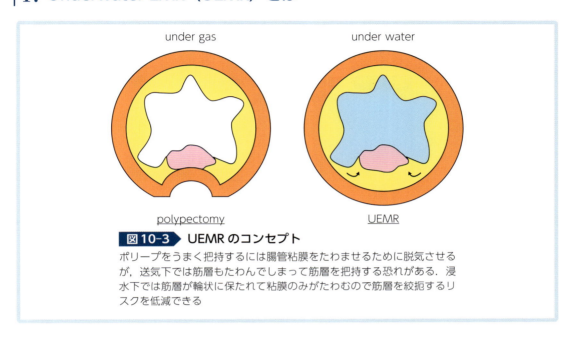

図10-3 UEMRのコンセプト
ポリープをうまく把持するには腸管粘膜をたわませるために脱気させるが，送気下では筋層もたわんでしまって筋層を把持する恐れがある．浸水下では筋層が輪状に保たれて粘膜のみがたわむので筋層を絞扼するリスクを低減できる

　2013年にBinmoellerらが提唱した，局注をせずに浸水下で病変をスネアで絞扼し，通電切除する新しい切除法です[11]．従来のEMRは局注をすることで病変を隆起させ周辺粘膜を含めてスネアによる絞扼を容易にし，粘膜下層にスペースを設けることで穿孔のリスクを回避できる，と信じられてきました．しかし実際には局注してもスネアが粘膜面を滑ることもしばしばあり，局注がうまくいかないとかえって絞扼が難しくなることも少なくないです．局注の成否がEMRの成否を決める，と言われるくらいに局注はEMRにおいて最も重要な手技であると同時に，単純な手技であるため適切な局注は意外と難しいです．

　UEMRでは管腔内の気体を脱気して腸管粘膜の緊張をとることにより，平坦な粘膜を内腔に突出するような形にして絞扼しやすくしています[12]（**図10-3**）．従来のEMRでもスネアでの絞扼の際に少し脱気して腸管粘膜の緊張をとる操作をしていた方も多いと思われますが，同様の理論を背景としたテクニックです．ただ，単純に脱気すれば虚脱した粘膜が視野を妨げ，また筋層も同じように緊張がとれるため筋層ごと絞扼してしまい穿孔が発生するリスクが高まるため，その脱気の量を繊細にコントロールする必要がありました．しかしUEMRでは脱気する代わりに水（もしくは生理食塩水）を注入することで最低限の視野を確保し，さらに筋層は超音波内視鏡検査の際の浸水下で観察されるようにある程度輪状に保たれるため，局注しなくても穿孔のリスクを低減できると考えられています[13]．

UEMRは10〜20 mmの病変に対して従来のEMRに比べて一括切除割合が高く，瘢痕を伴うような内視鏡治療後の遺残病変についても従来のEMRに比べて良好な一括切除割合が報告されています[14]．また20〜30 mm大の病変に対しても，UEMRはESDと比べてもその後の遺残再発割合は遜色なく，しかもESDに比べて明らかに治療時間が短い，といった利点があります（表10-1）[15]．さらに憩室にかかる病変や[16]，回腸病変に対して有効であったという症例報告などがあり[17,18]，従来のEMRでは切除できなかった病変やESDで時間がかかり苦労して切除していた病変を手軽に切除できます[19,20]．

表10-1 20〜30 mm大の病変に対するUEMR治療成績 (文献15より改変)

colorectal lesion (20〜30 mm)		
	ESD	UEMR
en bloc	99%	61%
procedure time	65分	7分

2. 適応

CSPの際に問題となった切除深度については，UEMRでは従来のEMRと遜色ない程度の切除深度が得られることが報告されており[21]，粘膜下層浸潤癌に対しても同等の切除能があると考えられています[22]．それらの観点からもUEMRは従来のEMRに完全に代わり得る手技として期待できます．すなわちUEMRの具体的な適応としては，従来EMRが行われてきた10〜20 mmの病変，10 mm未満でも癌が疑わしくCSPの適応とはならない病変，20 mm以上の従来ESDが行われてきた病変でも分割切除が許容できるような（癌の可能性の低い）病変，内視鏡切除後の遺残再発病変，虫垂開口部やBauhin弁上など，従来のEMRやESDでは切除が難しいような病変が良い適応です．

3. 必要とする器材

UEMRに際しては送水機能のある内視鏡の使用が望ましいです．送水に用いる液体は水でも生理食塩水でも遜色ありませんが，万が一穿孔した際でもできるだけ刺激がない液体の方が望ましいのでは，と考えて筆者は生理食塩水を用いることが多いです．局注をせずに水中にふわっとたわんだように浮かぶポリープをそのまま捕まえるように絞扼するため，穿孔を避ける意味でも強く粘膜面を押さえつけるような手技は不要であり，硬いスネアである必要はありません．より線で細いスネアの方がふわっと浮かぶ粘膜を捉える摩擦力と圧力が高くなるため引っ掛かりが良いと感じており，細いスネアを好んで使用しています．具体的には10 mm，15 mmであればSnareMaster Plus（オリンパス），20 mmであればラッソポリペクトミースネア（メディカルリーダース），さらに大きければ30 mmのラリアットスネ

ア（富士フイルム）が使いやすいです．浸水下ではポリープは若干収縮する感じがあるので，通常観察で評価した大きさとほぼ同等の大きさのスネアを準備すれば十分な断端の確保が可能です．小さめのポリープに対してはCSPと共通のスネアを使用できる点でもUEMRはスクリーニングの際に外来で実施しやすい手技です（図10-4, ▶動画5）．高周波装置の設定は従来のEMRと変更する必要はありません．

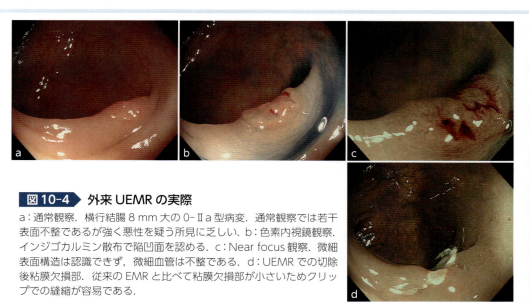

図10-4 外来UEMRの実際
a：通常観察．横行結腸8mm大の0-Ⅱa型病変．通常観察では若干表面不整であるが強く悪性を疑う所見に乏しい．b：色素内視鏡観察．インジゴカルミン散布で陥凹面を認める．c：Near focus観察．微細表面構造は認識できず，微細血管は不整である．d：UEMRでの切除後粘膜欠損部．従来のEMRと比べて粘膜欠損部が小さいためクリップでの縫縮が容易である．

4. 出血への対応

　出血は切除深度に依存すると考えられ，従来のEMRと遜色ない切除深度が期待されるUEMRは同等の出血リスクがあり得ます．もちろん出血に対する準備（クリップや通電可能な止血用の鉗子）は必要であり，従来EMRを外来で実施していない施設では同じく入院での対応を継続することになるかもしれませんが，UEMRでは局注をせずにスネアで絞扼するため粘膜欠損が収縮したようになりクリップでの縫縮が容易です．術後出血の予防に対してのクリップ縫縮の効果は定まった意見がありませんが，クリップ縫縮がしやすいという点は外来で実施するハードルが下がると感じていただけると思います．

CSP，UEMRを応用した新規治療法

　CSP，UEMRのコンセプトを利用したいくつかの変法とも言える方法が報告されています．

1. CSPを応用した新規治療法

　CSPでは切開深度が浅く側方断端も不明になることが多いため，より広く，深く切除することを意図して局注を施行したのちにスネアで絞扼して，通電なしで切除するcold EMRが提唱されています．局注液にインジゴカルミンなどの色素を混ぜることにより病変の遺残が判別しやすくなる，という側面はありますが，切除断端の評価については向上しなかったと報告されています[23]．理論的にも深部方向に深く切ろうとすると絞扼する組織量が多くなるので，圧力だけで組織を切除するCSPにおいてはかけられる圧力だけで切れる層までしか切除できないため，当然の帰着と思われます．側方断端についても局注が本当に広範な切除につながるかは不明であり，cold EMRはCSPの利点である簡便性をスポイルするだけのメリットがあるかは不明です．またUEMRとCSPを組み合わせてはどうであろうか，という提案もよく耳にします[24]．UEMRの一番の利点は病変を絞扼しやすくすることであり，浸水下にするかしないかは病変の絞扼しやすさをどこまで求めるか，だと考えられます．さらに通電すれば切除深度は深くなるため出血などのリスクは高まる反面，癌が疑わしいような病変であっても切除可能となります．すなわち通電するかしないかは出血のリスクをとるか，病変の異型度がどれくらい悪そうか，によります．そもそもCSPは通常局注をしないためスネアリングは多くの場合難しくなく，穿孔の危惧もないためあえて浸水にする理由は乏しいです．さらにCSPでは直後の滲出性出血があるため浸水下では血液が広がり視野が不良となります．そのため多くの病変では浸水下でCSPを実施するメリットに乏しく，低異型度腺腫に対してCSPを試みて，どうしてもスネアでの絞扼が難しい場合には浸水下にすると絞扼しやすくなるメリットが出るかもしれません．ただしあまりに掴みやすいので組織を掴みすぎて切りきれなくなる恐れもあり，調整が必要です．

2. UEMRを応用した新規治療法

　UEMRについては注入する液体をゲルにするgel immersion EMR（GIEMR）も報告されています[25]．水と違って注入部位に留まりやすいので浸水（ゲル）の状況を作りやすく，また粘度が高いため浮遊物と混ざりにくく，洗腸状態が不良な場合でも視野がとりやすいなどの効果が期待されています．しかし送水機能を有する内視鏡を用いればUEMRで水がたまりにくい状況はそれほど多くなく，洗腸に苦労する症例もそれほど多くないです．ゲルや注入のための道具（バイオシールドイリゲーター），手押しによる注入などが必要になることなどを考えると，限られた症例での活用が妥当と思われます．また，浸水下では腸管の緊張が虚脱した状態となり病変の口側端の確認がしにくいため，病変の口側で断端が確保できないという危惧のもと，局注を伴うinjection UEMR[26]，部分的に局注を行うpartial injection UEMR[27]や先端を刺入して安定させるtip-in UEMR[28]などの方法が提唱されています．いずれもUEMRの欠点となりうる点をカバーする工夫ではありますが，そもそも局注

をしない UEMR の利点をスポイルする可能性，手技が煩雑になる，などのデメリットも伴うため，真の有効性は今後評価されることとなると思われます．要はスネアの先端が病変の外側に位置しないと分割切除になるわけで，スネアを展開させる際に注意深い観察をしながら展開させ，絞扼する際も浸水下で観察しながら絞扼する，丁寧な手技が肝要です．いずれにせよ，CSP の爆発的な広まりで感じたことではありますが，手技が広まるには簡便性と安全性が肝となります．その点も踏まえた手技の発展を期待したいです．

おわりに

外来で実施可能な内視鏡治療について，近年普及しつつある新しい技術を中心に解説しました．冒頭で述べたように大腸ポリープの切除は大腸癌の発生，死亡の抑制に貢献するため，効率的な外来での発癌抑制に取り組んでいただきたいです．

文献・参考 website

1) Zauber AG, et al：Colonoscopic polypectomy and long-term prevention of colorectal-cancer deaths. N Engl J Med 2012；366：687-696
2) Bretthauer M, et al：Effect of colonoscopy screening on risks of colorectal cancer and related death. N Engl J Med 2022；387：1547-1556
3) 日本消化器内視鏡学会用語委員会（編）：消化器内視鏡用語集 第 5 版，医学図書出版，2023
4) Ferlitsch M, et al：Colorectal polypectomy and endoscopic mucosal resection（EMR）：European Society of Gastrointestinal Endoscopy（ESGE）Clinical Guideline. Endoscopy 2017；49：270-297
5) 浦岡俊夫，他：大腸 cold polypectomy ガイドライン（大腸 ESD/EMR ガイドライン追補）．Gastroenterol Endosc 2021；63：1149-1158
6) 竹内洋司，他：べからず Hot Biopsy/Cold Polypectomy．消内視鏡 2015；27：272-274
7) 竹内洋司，他：抗血栓薬服用症例における大腸 Cold Snare Polypectomy．Gastroenterol Endosc 2021；63：1538-1544
8) Shichijo S, et al：Does cold snare polypectomy completely resect the mucosal layer? A prospective single-center observational trial. J Gastroenterol Hepatol 2020；35：241-248
9) Thoguluva Chandrasekar V, et al：Cold snare endoscopic resection of nonpedunculated colorectal polyps larger than 10 mm：a systematic review and pooled-analysis. Gastrointest Endosc 2019；89：929-936.e3
10) Takeuchi Y, et al：Safety and efficacy of cold versus hot snare polypectomy including colorectal polyps≥1 cm in size. Dig Endosc 2022；34：274-283
11) Binmoeller KF, et al："Underwater"EMR without submucosal injection for large sessile colorectal polyps（with video）. Gastrointest Endosc 2012；75：1086-1091
12) 竹内洋司，他：Underwater EMR の適応ととっておきのコツ．消内視鏡 2021；33：423-425
13) 赤坂智史，他：大腸ポリープに対する underwater EMR のコツと実際．Gastroenterol Endosc 2018；60：174-179
14) Yamashina T, et al：Comparison of underwater vs conventional endoscopic mucosal resection of intermediate-size colorectal polyps. Gastroenterology 2019；157：451-461.e2
15) Inoue T, et al：Underwater endoscopic mucosal resection versus endoscopic submucosal dissection for 20-30 mm colorectal polyps. J Gastroenterol Hepatol 2021；36：2549-2557
16) Shichijo S, et al：Underwater EMR of a colonic adenoma surrounded by diverticula. VideoGIE 2020；5：157-158

17) Kono Y, et al：Underwater endoscopic mucosal resection for a colonic polyp located at the scar after endoscopic band ligation. Endoscopy 2019；51：E181-E182
18) Matsueda K, et al：Underwater endoscopic mucosal resection for a laterally spreading tumor involving the ileocecal valve and terminal ileum. Dig Endosc 2021；33：206
19) Takeuchi Y, et al：Underwater endoscopic mucosal resection for a superficial polyp located at the anastomosis after surgical colectomy. Dig Endosc 2017；29：67-68
20) Ohmori M, et al：Propensity score-matched analysis of endoscopic resection for recurrent colorectal neoplasms：A pilot study. J Gastroenterol Hepatol 2021；36：2568-2574
21) Matsueda K, et al：Depth of the cutting plane with underwater and conventional endoscopic mucosal resection：Post-hoc analysis of a randomized study. J Gastroenterol Hepatol 2022；37：741-748
22) Fukuda H, et al：Curative value of underwater endoscopic mucosal resection for submucosally invasive colorectal cancer. J Gastroenterol Hepatol 2021；36：2471-2478
23) Shimodate Y, et al：Impact of submucosal saline solution injection for cold snare polypectomy of small colorectal polyps：a randomized controlled study. Gastrointest Endosc 2020；92：715-722.e1
24) Yen AW, et al：Safety and effectiveness of underwater cold snare resection without submucosal injection of large non-pedunculated colorectal lesions. Endosc Int Open 2022；10：E791-E800
25) Ashizawa H, et al：Efficacy and safety of gel immersion endoscopic mucosal resection for non-pedunculated colorectal polyps. Life（Basel）2023；13：711
26) Hashiguchi K, et al：'Underwater endoscopic mucosal resection with submucosal injection and marking' for superficial non-ampullary duodenal epithelial tumors to achieve R0 resection：a single-center case series. Scand J Gastroenterol 2023；58：813-821
27) Takatori Y：Efficacy of partial injection underwater endoscopic mucosal resection for superficial duodenal epithelial tumor：Propensity score-matched study（with video）. Dig Endosc 2022；34：535-542
28) Okumura T, et al：Tip-in underwater endoscopic mucosal resection for a residual lower rectal lesion extending to the dentate line. Endoscopy 2023；55：E1252-E1253

（竹内洋司）

Q19 大腸ポリープは検査当日に日帰りで切除可能ですか？

Answer
多くの場合，検査当日に日帰りで切除可能ですが，緊急時に備えた体制や，患者への事前の説明が重要です．

　大腸内視鏡検査にてポリープを発見した場合，その大きさや形，数にもよりますが，多くは検査当日に日帰りで切除することが可能です（**表10-2**）．ただし病院では，万一の後出血や穿孔などの偶発症に備えて，緊急時の対応（緊急内視鏡や入院）が可能な体制を整えておくことが必要です．また，入院設備を持たないクリニック等で日帰り内視鏡治療を行う場合には，患者が夜間でも連絡がとれる体制を作っておくことと，近隣の大きな医療機関との連携を密にしておくことが条件となります．切除方法は主に2種類あります．一つはポリペクトミーで，スネアで絞扼し通電を行ってポリープを切除する方法です．もう一つは内視鏡的粘膜切除術（endoscopic mucosal resection：EMR）で，病変直下に生理食塩水を局注し，病変を挙上させた後にスネアで絞扼し，通電して切除を行います．EMRは病変径が比較的大きい場合や平坦型の病変に対して用いられます．近年，10 mm未満の悪性度の低い病変（低異型度腺腫が疑われる病変）に対するコールド・ポリペクトミーが選択される機会が増えています．コールド・ポリペクトミーはスネアで病変を絞扼し，通電を行わずに切除する方法で，後出血や穿孔といった偶発症のリスクの低い安全な手技として広く行われています．内視鏡治療後，患者はリカバリー室で少し休んだ後，ほとんどの場合は1時間以内で帰宅することができます．ただし，ポリープの大きさが20 mmを超える場合や，内視鏡的粘膜下層剝離術（endoscopic submucosal dissection：ESD）など上記以外の内視鏡切除法が選択される場合，あるいは高齢の患者などは，後日入院のうえ内視鏡治療を行うことがあります（**表10-2**）．大腸ポリープの日帰り切除は，一般的に安全で効果的な治療法ですが，治療後の生活制限（禁酒や運動制限など）があるため，患者の予定の確認や，内視鏡治療に伴うリスクについての説明を事前に行ったうえで実施することが重要です．

表10-2　大腸ポリープに対する内視鏡治療選択法

病変径/肉眼型	0-Ip	0-Isp	0-Is	0-Ⅱa	0-Ⅱa+Ⅱc	0-Ⅱc
〜3 mm	CFP/CSP	CFP	CFP	CFP	EMR/HSP	EMR/HSP
4〜9 mm	HSP	CSP	CSP	CSP	EMR	EMR
10〜19 mm	HSP/EMR	HSP/EMR	EMR	EMR	EMR	EMR

□ 外来治療が十分に可能　　□ 外来治療も可能であるが状況に応じて入院治療を考慮

径20 mm以上の病変に対しては肉眼型に応じてHSP/EMRやESDを選択する（入院治療を検討）
CFP：cold forceps polypectomy, CSP：cold snare polypectomy, HSP：hot snare polypectomy, EMR：endoscopic mucosal resection, ESD：endoscopic submucosal dissection

（松田尚久）

Column

当院におけるスクリーニング大腸内視鏡検査における鎮静，鎮痛の紹介

はじめに

　日本消化器内視鏡学会による「内視鏡診療における鎮静に関するガイドライン」のCQ9では，内視鏡診療における鎮静は推奨の強さ2（弱く推奨する），エビデンスの質C（弱い根拠に基づく）です[1]．ステートメントには，「不安・疼痛軽減，満足度上昇に貢献し，検査・治療成績向上に寄与する」とあります．本邦においても，大腸内視鏡検査において鎮静を用いる頻度は増加しているものの，さまざまな意見があるのも事実です．一方，欧米では，内視鏡検査は鎮静下で行われることがほとんどです．

　短時間作動型の薬剤の使用による，より安全な鎮静の方向への動きのなかで，ベンゾジアゼピン系のレミマゾラム（アネレム®）や麻薬系のレミフェンタニル（アルチバ®），ホスプロポフォール（水溶性で体内でプロポフォールに変換）も内視鏡診療での導入を検討され，α_2受容体作動薬のデクスメデトミジン（プレセデックス®）はすでに本邦でも内視鏡治療の分野で使用されています．しかしそれらは持続点滴で，血圧低下などの新たな管理も必要となり，スクリーニング大腸内視鏡検査での使用は，いまだ見極めが必要と考えます．

1. 当院における鎮静，鎮痛

　内視鏡検査は受診者に苦痛を与えず，適正な時期に再び検査してもいいと思ってもらうことが大事であることは言うまでもありません．検査環境，事前説明，CO_2送気などの影響因子がありますが，最も重要なのは，挿入法や鎮静薬・鎮痛薬による苦痛がないことと考えます．

　熊本県は全国的にも鎮静が普及している地域であり，40歳以上の人口比の大腸内視鏡検査数が全国1位であることも，鎮静の普及が関係しているだろうことは想像に難くないです（図1）[2]．熊本では現在も，欧米で一般的に使用されているオピオイド鎮痛薬およびベンゾジアゼピン系鎮静薬の併用投与が一般的です．しかし，受診者の不安・疼痛軽減，満足度が大きい反面，一部の挿入困難例などでは，体動，疼痛のため，鎮静薬・鎮痛薬投与量が増え，検査後の覚醒不良，嘔気，帰宅の際の転倒や事故などの発生リスクが高くなります．特にオピオイドの副作用は，帰宅時は問題なくても，浮遊感，めまいなどの低血圧症状が翌日まで及ぶことがあります．これらの副作用を軽減し，受診者の満足度を上げるために採用したのが，プロポフォールの併用，つまりbalanced propofol sedation（BPS）でした．

2. プロポフォール単剤使用の特徴

　プロポフォールは，短時間作動型鎮静薬であり，麻酔科医による手術時の気管支挿管下の鎮静の際にシリンジポンプによる持続注入として広く使われています．プロポフォールの内視鏡検査

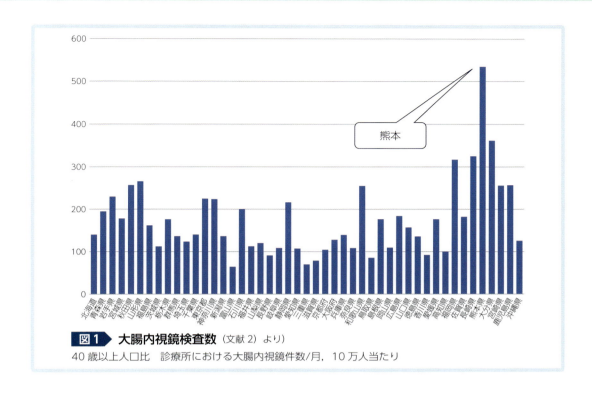

図1 大腸内視鏡検査数（文献2）より）
40歳以上人口比　診療所における大腸内視鏡件数/月，10万人当たり

での使用に関する論文では，プロポフォール単剤と従来のオピオイド，ベンゾジアゼピン系鎮静薬併用との比較が多いです．プロポフォール単剤投与は非麻酔科医による鎮静（non-anesthesiologist-administered propofol：NAAP）でも，十分満足できる中等度あるいは深い鎮静が可能であるとの報告が多いです[3]．覚醒時間が短いことが，検査後の安全を確保する意味でメリットである一方，プロポフォール単剤では，半減期が2〜4分と短いため，呼吸抑制のない安定した中等度あるいは深い鎮静を維持する投与安定域が狭く，検査中に少量の追加で呼吸抑制をきたしたり，突然，鮮明に覚醒し苦痛を訴える場合があり，大腸内視鏡検査中はモニターによるバイタル，特に呼吸管理だけでなく，適正な声かけによる適宜，少量ワンショット追加あるいは，持続注入による一定の鎮静の管理が必要となります．また，持続注入や受診者による自己注入（monitored anesthesia care：MAC）では，挿管が必要になる深い鎮静になりやすいことも指摘されています．

3. balanced propofol sedation（BPS）

　上記のようなプロポフォールのデメリットを軽減する目的で，少量のオピオイドやベンゾジアゼピン系鎮静薬との併用での，少量のプロポフォール追加投与にて，投与安定域も広くなり，呼吸状態の安定した鎮静を簡便に保ち，より安全な内視鏡検査を行うことが提案されました．この方法が，balanced propofol sedation（BPS）です[4]．米国で著名な大腸内視鏡医 Rex DK は，2008年のレビューにおいて，内視鏡医主導の鎮静で最も安全な鎮静法であると報告しています[5]．

　しかし，内視鏡検査におけるプロポフォールの使用は，2020年現在，ヨーロッパ，アジアで

は普及してきているものの，米国においては安全性の面から麻酔を専門にする医療者の使用に限られています[6]．

4．当院での BPS の実際

筆者の前任施設での従来の鎮静は，オピオイド 35 mg ＋ ジアゼパム 10 mg が中心でした．多くは検査中は満足できる鎮静，鎮痛が可能でしたが，検査後の回復・覚醒に通常 1 時間以上かかっていました．まれではありますが受診者によっては，鎮痛が不十分で鎮静薬・鎮痛薬の投与追加で覚醒が不十分となることもあり，3 時間を超える長時間の院内滞在を余儀なくされる場合があるため，安全面，患者満足度，医療者満足度において，検査後覚醒の遅延の解決が必要でした．

筆者はこれらについての論文を検討し，2006 年から前任施設で内視鏡検査におけるプロポフォールの使用法を検討し，単剤よりも BPS の方が安定していることを実体験したため，BPS を全面的に導入して，その後，当院開業時の 2009 年から採用しています．

実際の投与は，欧米の論文よりも少量です．

70 歳以下の成人の場合の標準的投与の実際を示します．検査前室で点滴による血管確保を行いペチジン 1/2 A，17.5 mg（1 A 35 mg）静注投与し待機させ，検査室に入室後ジアゼパム 1/2 A，5 mg（1 A 10 mg，点滴液から 10 倍希釈してゆっくり静注）あるいはミダゾラム 1 mg（1 A 10 mg）投与します．検査直前，医師の立ち合いで，プロポフォール 30～40 mg（1 cc/10 mg）をゆっくり静注して傾眠傾向を確認し，検査を開始します．呼吸状態を確認しながら一定の鎮静を保つため，声掛け反応，体動に応じて，通常 5～10 分間隔で 10～20 mg を追加静注していきます．酸素化は 90～95％，傾眠から寝ている状態を保ち検査を継続します．前述のようにプロポフォールの半減期は 2～4 分であり，単剤では，おおよそ 5 分程度で声掛けに鮮明な覚醒，反応をしますが，ペチジン，ベンゾジアゼピン系鎮静薬を少量併用しているので，おおよそ 10 分程度で，ぼんやり覚醒します．それゆえ酸素化が 95％以上，前回投与から 5 分程度で声掛けを行い，反応する場合は 10～20 mg の少量追加投与ですぐ眠りに入ります．米国麻酔科学会（ASA）の「非麻酔科医のための鎮静・鎮痛薬投与に関する診療ガイドライン」の鎮静度でいえば，声掛けに反応する中等度から深い鎮静の中間という程度です．また，プロポフォールは，ベンゾジアゼピン系鎮静薬にて体動が多くなるようなアルコール多飲者にも，十分な鎮静が得られ，体動が抑制できるメリットもあります．

BPS では，呼吸は安定していることがほとんどで，通常，CO_2 飽和度の測定はしていません．肺機能が低下している受診者には常に開眼状態あるいは，声掛けに反応する眠らない中等度鎮静を心がけるため，ペチジン，ミダゾラム，プロポフォールは極少量投与となります．筆者の印象として現時点では，それぞれの薬剤の良い面を利用した最も安全で，患者満足度の高い鎮静・鎮痛法と感じています．

5．検査終了後の流れ

BPS では，検査終了後 5～10 分程度で，受診者はぼんやりですが覚醒しています．当院では通常の会話ができ，呼吸・血圧の安定を確認し，点滴を抜去し，リクライニングシートへ看護師

付き添いのもと移動し，休んでいただきます．30分ほどで，ふらつきがなく，覚醒が十分であることを確認し，看護師の見守りは終了です．自力での着替え後，診察室前の待合室でさらに30分安静後，検査結果説明を行います．覚醒がよいために，説明前の最後の30分を待てないと訴える受診者もいますが，看護師を通してしっかり安静待機の必要性を説明し，最低30分以上の時間を確保しています．

説明時は，ほとんどの受診者は，完全覚醒状態で，十分な説明と理解が可能となり，後日，説明を憶えていないというようなことはありません．もちろん，受診者は，プロポフォールを含む鎮静薬・鎮痛薬の前健忘作用で，検査中に体動などの苦痛を示したとしても，その記憶はほとんどありません．オピオイドの嘔気，ベンゾジアゼピン系鎮静薬の狭隅角緑内障など，副作用，禁忌がある場合は，いずれか1剤との併用でも，プロポフォール単剤よりも上記のように安定しています．まさに，オピオイド，ベンゾジアゼピン系鎮静薬の少量使用とプロポフォール少量追加により，それぞれの薬剤のデメリットを消し，メリットを引き出した鎮静法と言えます．

6. プロポフォールを使用するうえでの安全管理

プロポフォールは，もともと安定した呼吸の状態を保つ中等度鎮静を維持しにくい薬剤です．そのため内視鏡検査における使用は，呼吸抑制や声帯閉塞に対する緊急対応が必須です．

米国では，46万人の消化器内視鏡での使用報告で，下部内視鏡ではないものの，上部内視鏡検査において3名の死亡例も報告されています．いずれもASAスコアⅢ以上の受診者であり，改めて救急対応のトレーニングが必須となります[7]．

大腸内視鏡検査においてのBPSの使用は，論文上，危険であるという報告はありません．BPSでは，呼吸抑制が起きる量のプロポフォールは投与しないことが前提であり，酸素を投与することはほとんどありません．最も重要な管理は声帯閉塞対策です．

筆者は，16年間で，おおよそ1日10例の下部内視鏡の経験のなかで，検査中に胃内に残留した腸管洗浄剤の嘔吐により，咽頭反射を起こし声帯閉塞をきたし，吸気ができない窒息状態になった1例を経験しています．ただちにタッピング，アンビューバックによる2回/秒くらいの高圧送気を5回くらいすることで声帯開放し，通常呼吸にもどっています．

本項では余談になりますが，上部内視鏡検査においてはBPSであっても，まれに内視鏡挿入時に検査中の咽頭反射で声帯閉塞が起きて，吸気ができない窒息状態をきたすことがあります．声帯閉塞は意識を落とすことでのBPSの最も危険な有害事象です．窒息状態が数分続けば，ASAスコアⅢ以上の受診者には，致死的状況になりかねないことを重々認識しておく必要があります．一方，受診者が覚醒状態であれば，咽頭反射が起きても声帯閉塞は起きないことも重要な知見であります．上部内視鏡検査にBPSを適応し，声掛けに反応せず意識がない状態で挿入する場合，中咽頭で内視鏡先端を止め，咽頭反射がないことを確認してからの食道挿入は必須です．咽頭反射がある場合は，内視鏡を抜去し，必要に応じてプロポフォール，あるいはペチジンを追加して，咽頭反射がない状態を確認したうえで挿入することが必須です．咽頭反射に伴う声帯閉塞が起きた受診者は，その後は，覚醒状態で，声帯閉塞が起きない状態での内視鏡検査を施行すべきであります．

BPSの導入を考える施設は，医師，看護師を含め，必ず実施している施設での見学が必要で

表1 当院におけるBPS鎮静での声帯閉塞対策(上部内視鏡検査において)

	状態	対策
Step 1	意識のない鎮静 意識がある鎮静	咽頭反射を起こさない程度の鎮静を確保 咽頭反射があっても声帯閉塞は起こさない
Step 2	咽頭反射による咳込み, 声帯不全閉塞による喘鳴	タッピング
Step 3	声帯閉塞による吸気不全	空気漏れのない高圧送気アンビュー
Step 4	30秒以内に声帯が解放しない	経鼻内視鏡により,ただちに挿管

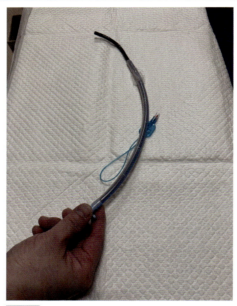

図2 経鼻内視鏡による挿管

挿管チューブの端とスコープを同時に持って,内視鏡先端を気管内に挿入し,そのまま経口的に挿管することで,通常内視鏡施行と同様に容易に挿管が可能となる

す.また,声帯閉塞への対策を日頃からスタッフ一同で定期的にシミュレーションを行っていない場合は,プロポフォールは使用すべきではありません.

　以下に,声帯閉塞に対して必要な対策を挙げます.まずタッピングです.1分もたたずに大半は改善します.改善がない場合は,上部内視鏡検査であれば内視鏡を抜去し,抜去時,声帯閉塞を確認したうえで,マウスピースを付けたまま,空気漏れのない状態で,アンビューバックによる2回/秒くらいの高圧送気を5回くらい行い,声帯が開き吸気できているか確認します.できていなければ,再度,高圧送気アンビューを繰り返しながら,内視鏡を取り換え,経口的に経鼻内視鏡による挿管の準備をします(**表1**).消化器内視鏡医であれば,左側臥位のままでの経鼻内視鏡による挿管は簡単です(**図2**).筆者は,おおよそ1日10件の上部内視鏡検査を16年つづ

けた経験のうち，声帯閉塞に対する挿管を2例経験していますが，挿管後，ただちに吸気が可能となり，数分以内の覚醒後，挿管チューブを抜去しても意識がある状態では声帯閉塞が再発することはありませんでした．もちろん，このような受診者は，覚醒状態で咽頭反射がほぼない経鼻内視鏡にて検査を行いますが，結果説明時，受診者は，挿管されたことをまったく憶えていませんでした．

おわりに

鎮静下の内視鏡を行う場合，院内での安全管理をしっかり行うだけでなく，医師の手から離れる検査後の院外での安全管理にも責任を持たなければなりません．その考え方に立つと，BPSは下部内視鏡検査においては，現状ベストな鎮静と考えられます．

文献・参考website

1) 後藤田卓志，他：内視鏡診療における鎮静に関するガイドライン（第2版）．Gastroenterol Endosc 2020；62：1637-1681
2) 政府統計の総合窓口（e-Stat）：https://www.e-stat.go.jp/（2024年7月閲覧）
3) Rex DK, et al：Endoscopist-directed administration of propofol：a worldwide safety experience. Gastroenterology 2009；137：1229-1237
4) Cohen LB, et al：Moderate level sedation during endoscopy：a prospective study using low-dose propofol, meperidine/fentanyl, and midazolam. Gastrointest Endosc 2004；59：795-803
5) Rex DK, et al：Gastroenterologist-directed propofol：an update. Gastrointest Endosc Clin N Am 2008；18：717-725
6) Goudra B, et al：Recent developments in drugs for GI endoscopy sedation. Dig Dis Sci 2020；65：2781-2788
7) Vargo JJ, et al：Position statement：Nonanesthesiologist administration of propofol for GI endoscopy. Gastroenterology 2009；137：2161-2167

（尾田　恭，石坂繁和）

索引

和文索引

あ
安全管理　153

い
遺残病変　144
一括切除割合　144

う
右側結腸癌　21

え
遠位大腸　41
炎症性腸疾患　57, 125, 128

お
大島スタディ　13

か
解剖学的肛門管　115
潰瘍性大腸炎　57, 125, 129, 135
潰瘍性大腸炎関連大腸癌　126
外来治療　139
拡大内視鏡　112
画像強調内視鏡　85, 102, 112
活動性評価　57
カプセル内視鏡の保険適用　51
観察時間　84
感染性腸炎　131
感度　14

き
近位大腸　41

く
工藤・鶴田分類　104
クリーンコロン　111
クローン病　57, 132

け
経過観察　57
外科的肛門管　115
血液バイオマーカー　30
血管起源説　117

こ
高異型度腺腫　104
硬化療法　118
広視野角内視鏡　84
高周波装置　145
肛門潰瘍　119
肛門管　115
肛門指診　116
肛門の三大疾患　116
極細径スコープ　89
国民生活基礎調査　22
コールド・スネア・ポリペクトミー（CSP）　140
コールド・フォーセプス・ポリペクトミー（CFP）　140
コールド・ポリペクトミー　111, 140, 149

さ
細径スコープ　89
サーベイランス　71

し
痔核　124
色素拡大診断　112
軸保持短縮法　81, 93
支持組織脆弱説　117
主要7か国（G7）　24
消化管癌死亡数　2
消化管癌のリスクと予防　3
消化管内視鏡スクリーニング認定医制度　36
小腸病変　58
職域におけるがん検診　22
神経内分泌腫瘍　108
人工知能（AI）　123
人工知能診断　47
浸水　143

す
スクリーニング　145
スネア　141

せ
精検受診率　38
精検未受診　20
声帯閉塞対策　154
精密検査機関　28
切除深度　144
セミクリーンコロン　111
全国総件数推移　46
腺腫検出割合（ADR）　13, 83, 99
前処置　28
全大腸内視鏡検査（TCS）　20, 66, 69, 70, 72, 73
先端フード　83, 136

そ
挿入困難　88
側方皮下内肛門括約筋切開術　119
組織学的肛門管　115
組織型検診　23
ソーシャルディスタンス　48

た
体位変換　88, 90
対策型大腸がん検診　35, 75
代替検査法　45
大腸CT検査　30
大腸CT検査技師認定制度　47

大腸CT検査の精度　44
大腸拡大NBI分類　112
大腸カプセル内視鏡　50
大腸カプセル内視鏡検査　30
大腸カプセル内視鏡の前処置　52
大腸癌からの間欠的出血　26, 27
大腸癌死亡数の推移　8
大腸癌取扱い規約　115
大腸癌の75歳未満年齢調整死亡率（世界比較）　10
大腸癌の家族歴　16
大腸癌罹患数の推移　7
大腸憩室症　88
大腸憩室多発例に対する注意事項　87
大腸内視鏡検査　30, 122
大腸内視鏡検診　61
大腸内視鏡後の検査間隔　43
大腸内視鏡スクリーニングの前処置　78
大腸内視鏡スクリーニングの対象　77
大腸内視鏡挿入　93
大腸内視鏡挿入困難　89
大腸内視鏡挿入法　81
大腸内視鏡の抜去時間　86
タギング　46

ち

地域保健・健康増進事業報告　20
中間期癌　21, 26, 99
超音波検査　56
腸管洗浄剤　78, 80
腸管前処置　46
鎮痙薬　91
鎮静薬　92
鎮痛薬　92

つ

追加治療　142

て

低異型度腺腫　104, 142
低用量前処置　44
デクスメデトミジン塩酸塩　92

と

特異度　14

な

内視鏡後に発生した大腸癌　27
内視鏡挿入形状観測装置　96
内視鏡的粘膜下層剥離術（ESD）　149
内視鏡的粘膜切除術（EMR）　139, 149

に

二次検査　35

ね

粘膜下層深部浸潤癌　105
粘膜内癌　142
年齢調整死亡率　24

は

バイオマーカー　30
ハイブリッドタイプ　141
発見契機別の生存率　5
パテンシーカプセル　53
バルーン内視鏡　89

ひ

被曝線量　46
皮膚弁移動術　119
費用対効果　70, 71

ふ

腹部用手圧迫　82, 88, 90, 96
プロポフォール　150

へ

米国予防医学作業部会（USPSTF）　80
便潜血陽性　117
便バイオマーカー　30

ほ

ホットバイオプシー　139
ポリペクトミー　139, 149

ま

マルチターゲット便DNA検査　31
マルチターゲット便RNA検査　31
慢性裂肛　119

み

見落とし　84
ミダゾラム　92

め

免疫便潜血検査　11, 19, 66, 75, 124, 125

も

モールキャップ　136
問診　18

ゆ

有効性評価に基づく大腸がん検診ガイドライン　75
癒着　88

よ

用手圧迫　82, 88, 90, 96
陽性反応的中率　14

ら

ランダム化比較試験（RCT）　19, 29

り

リスク層別　72, 73

る

類上皮乾酪性肉芽腫　133

れ

裂肛　119

欧文索引

A

adenoma detection rate（ADR）　13, 83, 99
advanced adenoma detection rate（AADR）　42, 100
advanced neoplasia（ACN）　11
AI　123
AI 診断　47
Akita pop-colon trial　29, 75
ALTA 療法　118
anal cushion theory　117
anal ulcer　119
ASGE guidelines　42
Asia-Pacific Colorectal Screening（APCS）スコア　11

B

balanced propofol sedation（BPS）　151

C

circulating tumor DNA（ctDNA）　33
cold EMR　146
cold forceps polypectomy（CFP）　140
cold polypectomy　111, 140, 149
cold snare polypectomy（CSP）　140, 141

E

endoscope position detecting unit（UPD）　96
endoscopic mucosal resection（EMR）　139, 149
endoscopic submucosal dissection（ESD）　149
endoscopic submucosal resection with a ligation device（ESMR-L）　108

F

fecal immunochemical test（FIT）　11, 19, 27, 66, 72, 73, 75, 124, 125
FIT 検診　67
FIT 陽性患者　99
flexible spectral imaging color enhancement（FICE）　53

G

gel immersion EMR（GIEMR）　146
Goligher 分類　118

I

image enhanced endoscopy（IEE）　85, 102, 112
inflammatory bowel disease（IBD）　57, 125, 128
interval cancer　21, 26, 99

J

Japan Polyp Study　111
Japanese National CT Colonography Trial（JANCT）　47
JNET 分類　112

L

lateral subcutaneous internal sphincterotomy（LSIS）　119

M

MALT リンパ腫　109
Mayo Endoscopic Score（MES）分類　130
modified APCS スコア　12
multi-target DNA stool Test（MT-sDNA）　31
multi-target RNA stool Test（MT-sRNA）　31

N

narrow-band imaging（NBI）　102
National Polyp Study　111
neuroendocrine tumor（NET）　108

P

partial injection UEMR　146
pit pattern 診断　104, 112
post-colonoscopy colorectal cancer（PCCRC）　27

Q

quality indicator（QI）　86

R

randomized controlled trial（RCT）　19, 29

S

SEPT9　32
Serrated Polyposis Syndrome 診断基準　104
sliding skin graft（SSG）　119
SSL with dysplasia（SSLD）

104
S状結腸鏡　68

T

TCS 検診　67
top of sigmoid colon (S-top)
　104

93
total colonoscopy (TCS)
　66, 69, 70, 72, 73

U

underwater EMR (UEMR)
　93

143
USPSTF　80

V

varicose vein theory　117

検印省略

大腸がん検診と
大腸内視鏡スクリーニング
確実な大腸がん死亡率減少をめざして

定価（本体 4,800円＋税）

2024年10月17日　第1版　第1刷発行

編集者　間部　克裕・松田　一夫・松田　尚久
　　　　（まべ　かつひろ）（まつだ　かずお）（まつだ　たかひさ）
発行者　浅井　麻紀
発行所　株式会社 文光堂
　　　　〒113-0033　東京都文京区本郷7-2-7
　　　　TEL（03）3813-5478（営業）
　　　　　　（03）3813-5411（編集）

©間部克裕・松田一夫・松田尚久, 2024　　印刷・製本：三報社印刷

ISBN978-4-8306-2120-8　　　　　　　　Printed in Japan

・本書の複製権，翻訳権・翻案権，上映権，譲渡権，公衆送信権（送信可能化権を含む），二次的著作物の利用に関する原著作者の権利は，株式会社文光堂が保有します．
・本書を無断で複製する行為（コピー，スキャン，デジタルデータ化など）は，私的使用のための複製など著作権法上の限られた例外を除き禁じられています．大学，病院，企業などにおいて，業務上使用する目的で上記の行為を行うことは，使用範囲が内部に限られるものであっても私的使用には該当せず，違法です．また私的使用に該当する場合であっても，代行業者等の第三者に依頼して上記の行為を行うことは違法となります．
・[JCOPY]〈出版者著作権管理機構　委託出版物〉
本書を複製される場合は，そのつど事前に出版者著作権管理機構（電話03-5244-5088, FAX 03-5244-5089, e-mail : info@jcopy.or.jp）の許諾を得てください．